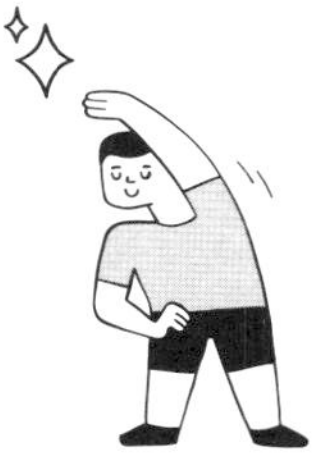

塚本 亮——著 謝敏怡——譯

改變人生的早起習慣養成

無痛早起，人生無敵

建立高生產力×高滿意度×高成功率的黃金晨型人體質

頭が冴える! 每日が充実する!スゴい早起き

目次

第1章

重啟人生勝局！早起的魔法效果驚人！

第2章

瞬間清醒，馬上起床！
無痛早起的超強心理法則

第3章

早起輕鬆不痛苦！今天就開始做的六個早起機制

第4章

腦力全開，注意力超集中！
黃金早晨的使用指南

第5章

生活規律，狀態極佳！提高工作表現的高效生活習慣

前言

早起改變我的人生

什麼樣的「機會」……找上了充滿自卑感的我？

每個人一輩子都會遇到幾個「人生轉捩點」。

我的人生轉捩點，發生在我高二開始執行「早起」的那段時間。

從小我就不擅長讀書，小學功課不好，一路差到高一，學力測驗偏差值[1]大

1 在日本以偏差值來表示學生的學習能力，適用於日本高中職學生的學力推估，可換算出排名成績。通常偏差值越高，就代表學生能力越強，越容易進入好學校。

概只有三〇。成績差勁到我根本沒想過要去考大學。

然而，充滿自卑感的我卻因為一時興起的早起行動，人生有了一百八十度的轉變。

那麼，為什麼我會開始早起呢？請讓我娓娓道來。

我決定執行早起計畫，是因為某件事情所帶來的契機。

高中時期的我，功課不好，運動也不行，整天只會打架鬧事，簡單來說就是個不良少年。

沒想到，與不良少年日子告別的時刻突然到來。

某天，我跟同學因為一點小事而吵架。

我們吵著吵著，就在我覺得自己快贏了的時候，對方對著我的臉噴了某種東西。

那一瞬間，我的臉彷彿被烈火燒到般的疼痛。

原來對方噴的是催淚瓦斯。

捂著臉趴在地上的人不是只有我一個，其他在旁邊圍觀的數十位同學也遭受波及，紛紛被送到保健室和醫院。事後，作為惹事者的我受到學校懲戒，停課兩週並在家禁足反省。

「這樣下去，我的人生就要完蛋了！」內心焦躁不安的我，此時，遇到了命運大逆轉的契機！

遭到禁足的日子，我無論做什麼事都提不起勁。

那個時候，我突然靈光一閃——「不然我來讀點書好了。」

懲戒期間只要有父母的陪同就可以外出，我便馬上請爸媽帶我去書店。

到了書店後，隨手拿起幾本有興趣的書買回家。

或許是我內心深處隱約覺得，這樣下去，我的人生就要完蛋了吧。

當時十六歲的我，那時閱讀的書，每一字每一句都深深打動我的心。我感覺到，原本凡事都持否定態度、負面思考的我，逐漸開始產生變化。隨著書越讀越多，「想改變自己」的念頭也越來越強烈。

於是我踏出了改變命運的第一步。

那就是「早起」。

停學處分解除後，我開始用功念書，成績也跟著一點一點地進步。我大概就是在那個時候萌生了早起的念頭──「不如我就早一點起床念書吧。」

從排名墊底到名列前茅，人生劇本大翻轉！

早起念書很快就出現成效。

與其在大腦疲憊的夜晚讀書，硬是塞進新知識，不如在大腦清晰的早晨念書，晨間念書的效果高得驚人。

對我來說，早上五分鐘，其價值幾乎可以跟夜間的一小時匹敵。

晚上邊揉眼睛邊念書，參考書再怎麼讀，也讀不進腦袋裡。但是，早上念書的狀態截然不同，五分鐘就可以看十幾頁的內容，而且看一次就能全部理解。

早晨大腦的清晰程度之好簡直不可思議，不僅快速，而且能大量吸收知識。

發現在早晨的讀書效率這麼高之後，我便養成了早起的習慣，固定在早上出門前念書、準備考試內容。執行一段時間後，我的模擬考成績大幅進步，甚至擠身與優秀的同學同列。

成績進步、有了自信之後，我越來越喜歡早起，讀起書來也越來越有勁。

結果，我的偏差值提升了三〇多，竟考上私立名校同志社大學。畢業後，我還順利錄取了劍橋大學研究所。如果當時我沒有好好利用早晨時間念書，恐怕根本無緣體驗大學和研究所生活吧。

善用早起時光，每天都變得充實又有趣！

我從劍橋大學研究所畢業後，自己出來創業，創辦了英語教室。早起念書，是我最常建議學生的讀書習慣。讀書的關鍵沒有別的，就在於「早起」。**早起讀書的效果顯著，在我的學生中，超過兩百位在校生和社會人士因早起的好處而獲得出國念書的機會，可以說早起的力量有目共睹，並且經得起考驗。**

早晨是一段不會被人打擾、完整屬於自己的時間，沒有什麼比得上把時間投入在自己想做的事情，更能帶來成就感的了。

人生不該被時間追著跑，而是把時間留給自己。只要能夠好好利用早晨時光，無論是工作還是生活，都會越來越順利美好。

我把早起相關的知識及方法都彙整在這本書中，希望這本書能幫助各位「站在主動出擊的位置，自信積極地迎接每一天，而不是在被動的位置上被時間無情追著跑」。

這本書將介紹我在劍橋大學所習得的心理學知識，輔以大量的成功案例，具體說明早起的祕訣，以及如何有效利用晨間時光。

第一章談的是**「早起的效果驚人」**；第二章則是以心理學為基礎，說明**「如何建立自動早起模式」**；第三章將介紹讓早起變得輕而易舉的**「早起觸發機制」**；第四章說明**「如何聰明利用早晨時光」**，讓大腦的效率最大化；最後第五章，則是以淺顯易懂的方式說明**「如何建立高效的早起生活習慣」**。

相信您閱讀本書後，想早起的念頭會越來越強烈，而且你的生活很有機會發生大幅的正向改變。歡迎一起迎接神清氣爽、充滿成就感的早晨，成為成功早起的一員，開創快樂人生。

塚本亮

第1章

重啟人生勝局！

早起的魔法效果驚人！

1

早上五點起床，體驗腦力全開的絕佳狀態

早晨是大腦一天最清晰的時段

早上工作效率比晚上好，這個道理早起的人肯定都有深刻體會。

起床後的兩三個小時是大腦的「黃金時段」，大腦科學的書籍都介紹過這個理論，晚上睡覺時大腦會整理白天接收到的訊息，起床後，大腦就會像是整好地的農田般整齊乾淨。

因此，就算閱讀有點難度的書，也能很快理解，或是接二連三想出好點子。因為在大腦火力全開的絕佳狀態下，可以快速又有效率地處理資訊。

了解在晨間活動的威力後，我便開始早起，充分利用早晨的時間專注學習和

早上是大腦的黃金時段！

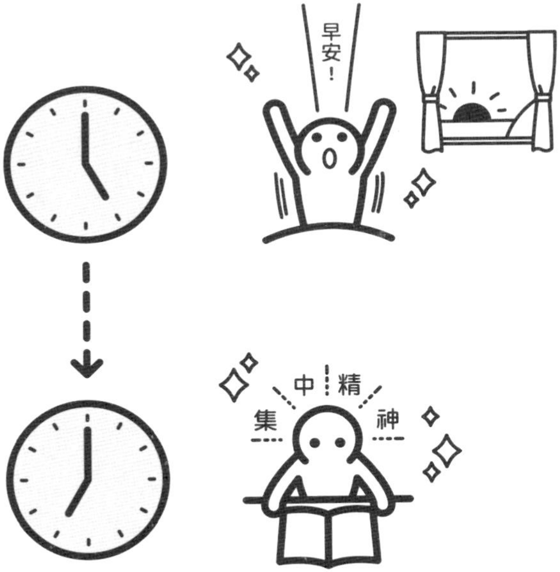

check

早上的注意力最集中，
讀書工作的效率最高。

工作。

第一次感受到「早起的威力」

現在的我每天早起，很懂得有效利用早晨安排個人活動。

但我的高中生活其實完全相反，我很討厭早起，甚至因為足球隊有晨練而退出了社團。「睡到最後一刻，再出門上學」的念頭，讓我出門總是手忙腳亂，每天都被時間追著跑。

高一時，我的全國模擬測驗成績落在偏差值三〇，更是加劇了「反正我就是不行」、「我就是爛」的負面想法。

那樣的我，是在高二時認識了早起帶來的好處。由於與同學吵架，遭到學校停學處分，在家反省那段期間我終於重新審視自己的人生，因為想改變自己而嘗試早起，為高中生活帶來了新契機。

早起讓我的心情變得積極正向，有足夠的時間去思考自己的未來和出路。之後，在準備大學考試時，我更是堅定地執行每天早起念書。

◎雖然有念書的決心，但是晚上頭腦太昏沉了……

開始努力用功後，我的成績逐漸有所起色，在升高三的春天，我決定要考大學。

然而，首先要面臨的挑戰就是我的學業荒廢已久，一點基礎也沒有。高中的參考書讀也讀不懂，必須回頭從國中的參考書開始讀起。為了惡補日本史，我甚至還買了寫給小學生看的歷史書來複習。

在那個時候，以國立大學為目標太不切實際了。勉強比較有機會考上的是，只要考三個科目的三間私立學校。但我的程度之差根本不是從零開始，而是從更糟的負值級別起跑，用一般人準備大考的方式，時間怎麼也不夠用。

而且我從高三開始去上補習班，光是去補習班上課，就已經精疲力盡，連複習都做不到了，更不用說預習。

每一個科目都是從頭開始，難度很高，即使制定了學習計畫，也總是無法依照計畫進行。參考書讀的速度慢，讀了也讀不懂，一個單元的進度我需要花上比別人多好幾倍的時間才有辦法消化理解。

晚上八點坐在書桌前，回過神來已經是半夜。解出來的問題卻只有寥寥幾題，進度非常慘烈。每天晚上我都下定決心：「今天一定要努力！」卻總是不如我願。讀到後面，都不知道該怎麼辦才好了。

◎面對現實，盤點自己有多少時間

「這樣下去不行！」危機感重重的我，決定早起試試看，想辦法多擠出一些時間念書。

在那之前，**首先我想掌握自己一天大致的既定行程，於是我就在週行事曆上**

的時間軸開始寫下每個時段要做什麼。

早上到傍晚這段時間要上學，放學後要去補習班。這樣的話，補習班學的東西要在什麼時候複習呢？仔細審視後，這才發現我根本沒有時間複習。新知識學習得再多，不複習的話馬上就會忘記。

想牢記學習到的新知識，關鍵就在於複習。

學習新的東西之後，最好馬上複習，而且要盡可能避免累積到週末才要一次複習。依據艾賓豪斯（Hermann Ebbinghaus）的遺忘曲線理論（forgetting curve），人學習到的新知識，二十分鐘後會忘掉四二％，一天後會遺忘七四％。

要讓學習的新知識內化為自己的東西，關鍵就在於如何縮減複習的空窗時間。假如我想要增加複習的時間，想來想去就只有早上最合適，想通這點後，我開始早起念書。

為了讓早晨時間的運用更有效率

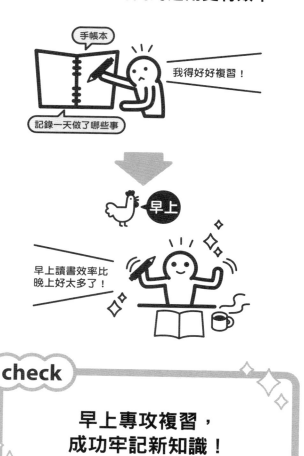

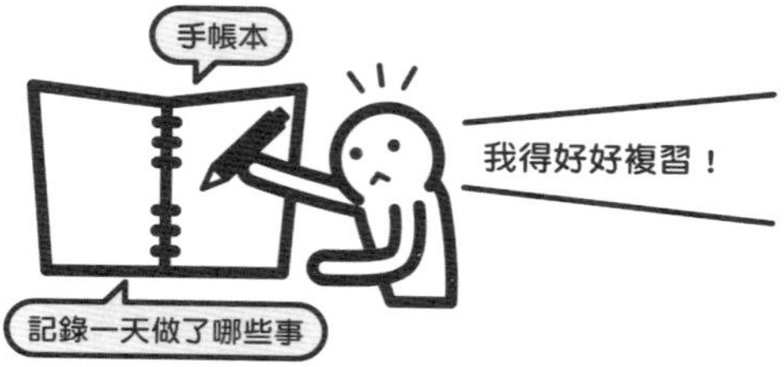
手帳本
我得好好複習！
記錄一天做了哪些事

早上
早上讀書效率比
晚上好太多了！

check

早上專攻複習，
成功牢記新知識！

◎調成早起作息，書越讀越有勁

訂下目標後，我希望每天早上能讀兩個小時的書，所以設定五點起床。剛開始的第一天真的很想睡，我強忍著睡意，揉著眼睛，想辦法讓自己坐在書桌前開始念書。但很神奇的是，我一打開教科書，頭腦就清醒了。專注力大增，三十分鐘轉眼間就過去了。

早上讀書的效果之高，無須我贅言。讀起參考書，內容的吸收速度快得驚人。即使是遇到稍微困難的問題，也有信心能堅持下去，不會輕易就想放棄。

當時早起是為了增加複習的時間，但在那之後，早上不是只有複習，我也開始讀其他科目的新東西。

比方說，做些現代文和古文的閱讀測驗、英文的長篇閱讀測驗等等，這類必須集中精神解題的題目，這樣的改變讓我的成績有了飛躍式的成長。

我在考劍橋大學研究所時，也是利用晨間這段黃金時光來準備考試的。早晨非常適合來練習寫英文作文和一些比較有難度的測驗。

出社會後，需要集中精神工作時，我也都會選擇在早上做。寫書撰稿同樣是固定在早晨進行。早上的靈感源源不絕，能非常有效地利用時間，而且成果通常令人滿意。

2

「只要肯做，就能成功！」早起會大大提升自信

○擺脫「就算我努力也沒有用」的負面思想

早起帶來的好處，不是只有成績變好而已。

早起還為我帶來「自信」。按照自己的計畫，好好運用了晨間時光，讓我產生了自信。

「行動」是自信的重要根源。當人採取行動所得到的結果，符合自己的期望，就會因此產生自信。

過去的我則是完全相反，就算採取行動，也得不到任何成果，結果只是不斷

減損自信心。

我從小學開始就不斷換補習班，但這麼久以來成績始終不見起色，總是讓父母失望。

當時的我，打從心裡覺得自己「反正做什麼都沒有用」、「一定不會成功」。心理學將之稱為「習得無助」（learned helplessness），這種心理狀態會讓人有氣無力，彷彿行屍走肉。過去的我就是習得無助的典型例子，一點學習意願也沒有，每天只會惹事生非。

當人覺得「無法掌控自我」，就會失去信心。**想擁有自信，必須不斷累積「我能夠掌控自我」的正向經驗。**

早起非常有助於培養「掌控自我」的感覺。因為早起必須學會自己管理時間，例如調整就寢時間或是自律地分配休閒時間等等，讓自己不再被時間追著跑，或是整天手忙腳亂，老是過著瞎忙的日子。

採取行動，湧現自信！

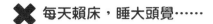

✖ 每天賴床，睡大頭覺……

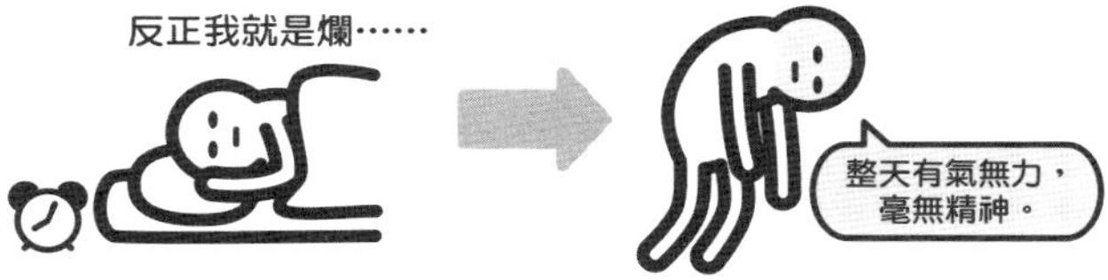

〇 假如能夠早起……

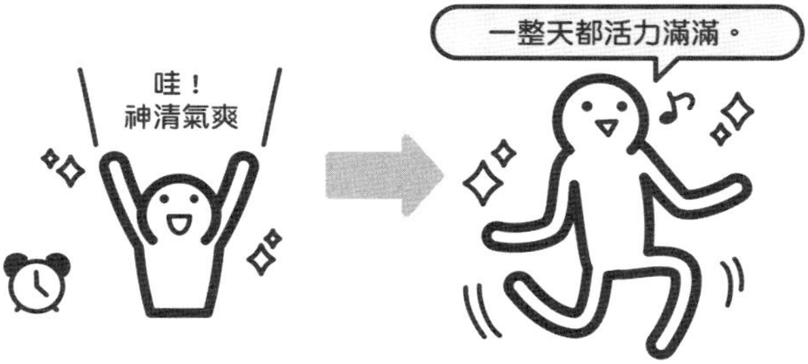

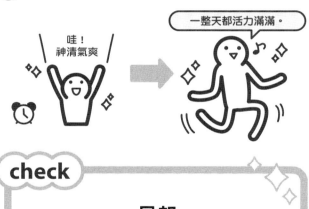

check

早起
會讓人充滿自信！

當你學會自我管理時間，並且覺得「我有能力掌控自己的一天」時，對於「自我控制」的信心與正向感受就會增加，這類經驗持續累積，久而久之便能孕育出自信。

我原本一點自信也沒有，自信心指數可以說是負分。然而，在我決定要五點起床後，我便從「自我否定」的負面情緒轉變為「只要肯做，就一定能成功」的心態，因而產生積極向上的求學態度。

假如一直覺得自己是萬年吊車尾的程度、反正成績就是這麼爛，自我感覺低落的狀態持續下去，很有可能因為一點小挫折，就放棄念書。

反之，如果「只要肯做，就一定能成功」的正向經驗不斷累積，便能萌生「只要努力念書，說不定有機會考上」的希望，而興起「努力到最後一刻」的鬥志。自信心的養成，能帶來的好處數不清。只要你願意嘗試一下早起，一定可以深刻體會到早起的奇效。

3 幹勁十足，輕而易舉達成目標！

執行時段不同，效果大不同

希望讀書或工作有所成果，就必須明確化「要做什麼」（What）、「要怎麼做」（How）、「為什麼這麼做」（Why），還有「在哪裡做」（Where），而**「什麼時候做」（When）也同等重要。**

舉我自己的例子來說，晚上念書效果非常有限，我的成績其實沒有因此進步多少。**但是當我把念書的時間從「晚上」改成「早上」後，成績突飛猛進，馬上就有十分強烈的成效。**

講直白點，假如繼續維持晚上念書的習慣，成績不僅多不了幾分，讀書動力還會不斷下滑，我就是活生生的典型例子。

為什麼呢？

因為回到家吃飽飯後，硬是把疲憊的大腦叫起來工作，強行塞入大量的資訊，大腦就算想吸收也讀不進去。這是正常的生理反應。吃完飯後，身體血糖升高，當血糖升高，人就會容易感到疲倦想睡。而且經過漫長一天的運轉，大腦已經筋疲力盡，很難再打起精神去學習或思考新東西。這個時候再怎麼鞭策自己念書，一點好處也沒有。

當大腦無法依自己意願運作，「不做不行」的心理壓力不斷逼迫自己，會導致「自我效能」（self-efficacy）低落，學習動力大幅下滑。

「自我效能」指的就是「對自我的期待」，一種「我應該做得到」的感覺。當一個人認為他有能力掌控自我時，便能感受到自我效能。因此，**自我效能低落，學習動力也會跟著降低**，容易陷入惡性循環。

晚上念書缺乏效率

晚上
必勝
唉…好累啊，
真不想念。

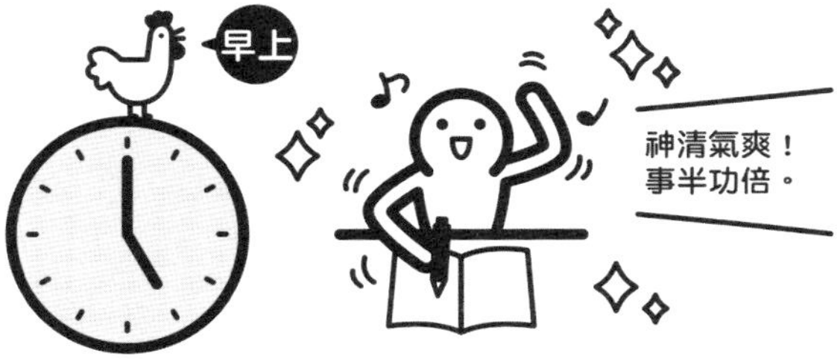
早上
神清氣爽！
事半功倍。

check

早上容易產生
「我做得到」的正向情緒，
會幫助你越讀越有勁！

◎學習動力提升，帶來正向循環

同一件工作，當你在早上執行而非晚上時，你會感受到「原來知識可以吸收得這麼好」、「感覺今天做任何事都會很順利」。假如能以良好的心情展開新的一天，自然也能夠一整天都感覺幹勁十足，可以說是一石二鳥。

過去我協助了很多人達成目標，在那過程中，我了解到一件事——能夠堅持在早上念書的人，成功達成目標的機率遠高於其他人。

早起不但能提升學習動力，還能帶來正向循環。

如何好好利用一天的開始，「早晨」這段時間具有關鍵性的影響力，決定了一天工作效率的高低與品質。假如你有任何想達成的目標或夢想，就設定在早上實行吧。

4 高效率的晨型人體質養成

專治「我沒時間！」的最強特效藥

「我忙到都沒有自己的時間。」
「一直沒空準備證照考試。」
「想去健身房，但擠不出時間去。」

大家或多或少都有這類「我沒時間」的煩惱。
想解決這類煩惱的有效方法就是「早起」。
只要早起，對時間的態度自然也會跟著改變。

早起之後，看待時間的態度截然不同！

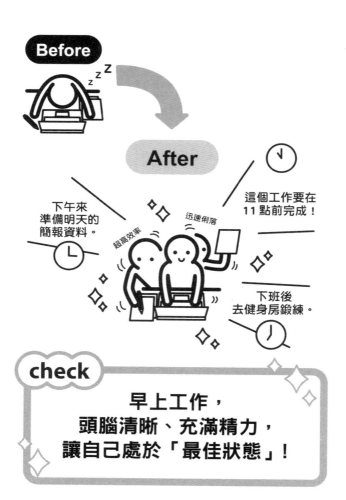

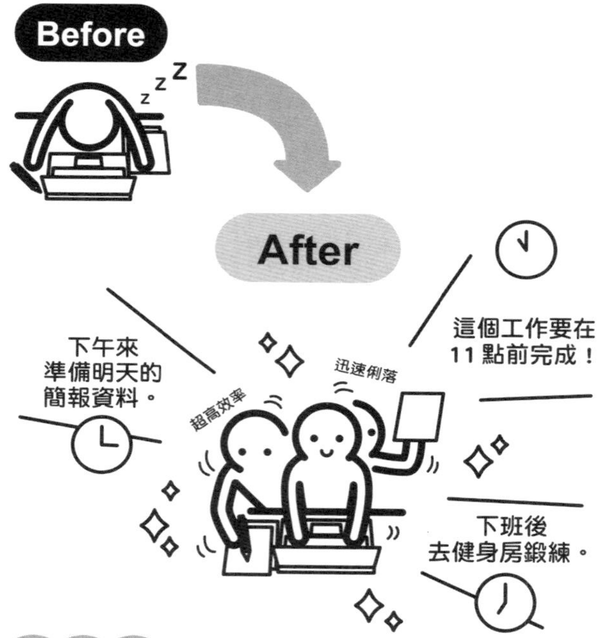
Before
After
下午來
準備明天的
簡報資料。
超高效率
迅速俐落
這個工作要在
11 點前完成！
下班後
去健身房鍛鍊。

check

早上工作，
頭腦清晰、充滿精力，
讓自己處於「最佳狀態」！

早起的頭腦清晰，意志力也會變得特別堅定。**無論是閱讀、讀書還是工作，在晨間時段執行所帶來的效果驚人，任何人都會愛上在早晨工作的感覺。接著你可能會開始思考，「這麼好的習慣，該怎麼做才有辦法繼續維持呢？」**

我有個在念大學的學生N君，一直以來都是過著夜貓族的生活作息。據N君自述，他說自己是「天生就適合在晚上活動」。

沒想到，他挑戰一次早起之後，就被早起的魅力徹底吸引住了。

「我一直以為我是夜貓子，但是早起的頭腦之清晰，根本天壤之別！」他說。

N君一直很努力地在準備英文證照考試，開始早起念書後，更是如虎添翼，最終取得了滿意的高分。在那之後，他也養成了早起的習慣，持續利用早晨這個黃金時段做自己喜歡的事。

習慣晚睡，很容易就寢時間不規律。起床時間必須配合出門上學或上班的時間，晚睡會使睡眠時數變得很不穩定。睡眠不足，容易心情低落，對工作表現也會帶來負面影響。所以我非常建議有明確目標的人，盡早挑戰早起。

事實上，早起並不會消減睡眠時間。

早起反而能確保睡眠時間。假如一天睡眠需要八小時的人，他想要早上五點起床，晚上九點就一定得上床睡覺。像這樣，**睡眠時間固定，也是早起的好處之一**。

為了成功早起，自然就會意識到：「我得準時晚上九點睡，該怎麼做才好呢？」這樣的思考自然而然會讓人切換成「必須有效使用時間」的模式。結果就是，一天中被浪費的時間減少了，可以有效運用的時間帶來了更大的價值。

假如能好好利用早晨時間，就算一天時間的「量」不變，時間的「質」也會有大躍進。早上三十分鐘的效率和產能可以抵過晚上兩小時的疲勞奮鬥，高階主管大多喜歡早起的理由就在於此。

5

早起好心情，快樂度過每一天

○活用早晨時光，會改變你對時間的態度

快樂地度過每一天。

這正是早起帶來的「最大好處」。

大家都不希望天天被時間追著跑，人生庸庸碌碌就這樣結束了。

但晚上回到家，都累得要死，每天都像昏過去般倒頭就睡，隔天早上又是在一陣混亂當中開始新的一天。

這是不是你每天的真實生活呢？「必須想個辦法改變現狀……」你對現狀感

到焦慮不安，卻找不到具體有效的方法，焦慮的狀況越發嚴重。

解決這個難題最有效且簡單的方法就是「早起」。

你要不要試試看在上班或上學前，利用一天當中最有效率的早晨時間嘗試那些過去一直很想做、卻從未採取行動的事情呢？只要掌握一天的開始，就能讓你一整天都充滿幹勁、心情大好。

阿諾·班奈特（Arnold Bennett）在《一天始於下班後》（*How to Live on 24 Hours a Day*）一書當中提到：「早上，睜開眼睛後，神奇的事情發生了，你的錢包裡出現了嶄新的二十四小時，一分不差地塞在裡面。」

每個人擁有的時間都是相同的，非常平等。但使用時間的方式，卻會對人生帶來極大的差異。

早起會帶動一天的良好循環

例如……

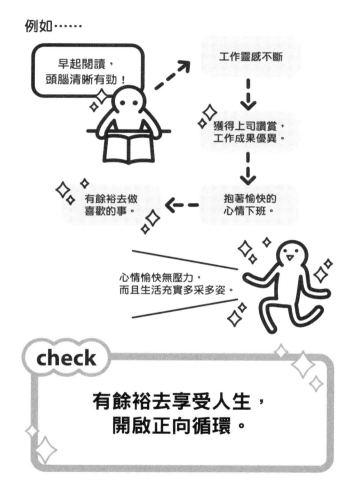

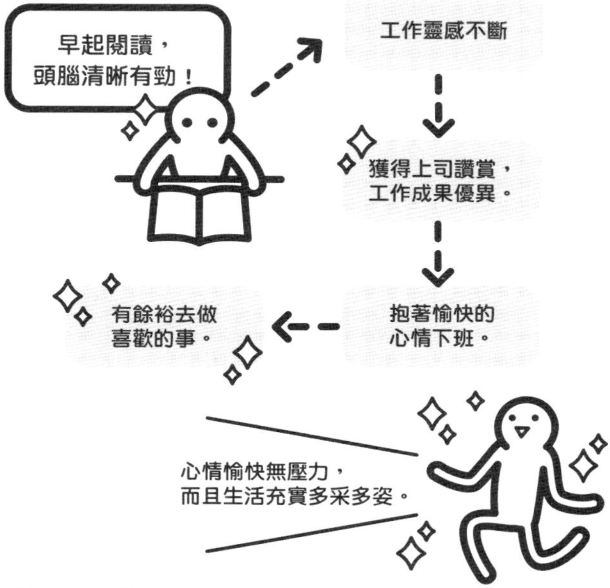
早起閱讀，
頭腦清晰有勁！
工作靈感不斷
獲得上司讚賞，
工作成果優異。
抱著愉快的
心情下班。
有餘裕去做
喜歡的事。
心情愉快無壓力，
而且生活充實多采多姿。

check

有餘裕去享受人生，
開啟正向循環。

○一天的開始，最適合探索新鮮事

我最近開始打早晨高爾夫。很久以前就有人邀我一起去打高爾夫，但是習慣利用晨間時光做事的我，實在無法把這麼寶貴的時段讓給高爾夫。

但後來我想起過去自己的經驗，「利用早晨時間去嘗試新的事物，能對其他事情帶來正面影響。」

因此，雖然一個禮拜只會去一天，我也刻意選早上時段去球場練習。每次練習，我都能感覺到自己的表現有持續微幅的進步，所以結束後心情總是特別好。

像這樣，跳脫自己的固定行動模式，嘗試新事物就能學習到新的東西。

早上練習高爾夫的人大多是長者，他們的高爾夫技術打得比我好太多了。儘管我用盡全力，想把球打得遠遠的，但打出去的球卻老是失控地左飛右飛、歪來歪去。

經過一番觀察後，我發現附近一起練球的人，他們揮桿時似乎沒有用很大的力氣，只是往目標方向輕輕一揮，球就飛出去了。

仔細想想，雖然使勁用力把球打出去能瞬間爆發出力量，但是卻容易揮空、打歪，而且不持久。

不要太緊繃、放鬆肩頸的力量，能讓視野變得更廣，球更有機會越打越好。放鬆心情，反而更有效率，做出來的成果也更好。

對於已經習慣凡事要一次到位、速戰速決的我來說，在早晨時光練習高爾夫讓我從中得到了新的觀點，收穫滿載。

◎一旦建立起早起機制，人人都能輕鬆早起

早起嘗試新事物，體驗新世界的各種樂趣。把早起後的一兩個小時留給自己，不但能激發對生活的好奇心，還能讓每一天變得更快樂美好。

早起，絕對是讓你的明天煥然一新的最佳方案，請務必試試看。

接下來，我將針對如何養成早起的習慣，提供具體的建議。

「我嘗試過無數次早起，但是都起不來。」有這種煩惱的人應該不在少數。

因此，後面我將以淺顯易懂的方式來跟大家分享，怎麼做才能無痛早起。

只要掌握早起習慣養成的祕訣，任何人都能無痛早起零負擔。

本書所提供的方法皆是以心理學為基礎，請大家拭目以待。

那麼，一起趕快來看看有哪些幫助你快樂早起的具體方法吧。

第2章

瞬間清醒，馬上起床！

無痛早起的超強心理法則

1 起得來跟起不來的人，兩者之間差別在哪裡？

「早起＝痛苦」的想法越是強烈，越是起不來

「養成早起習慣的人」跟「沒有早起習慣的人」，他們之間差在哪裡？兩者的差異其實不大，就**只差在「好痛苦，但不起來不行」的念頭而已**。

早上起得來的人，「好想早起」的想法強烈。而早上起不來的人，「好痛苦，但不起來不行」的念頭強烈。這些想法的差異就會體現在行動與態度上。

還不習慣早起時，人大多是靠「意志力」早起。然而，**靠意志力早起，容易強化「好痛苦，但不起來不行」的念頭**。比方說，貼上標語「我每天一定要五點起床」，或是不斷提醒自己「我得早起讀英文」、「我要盡全力準備證照考試」等

過度的壓力，會降低學習動力

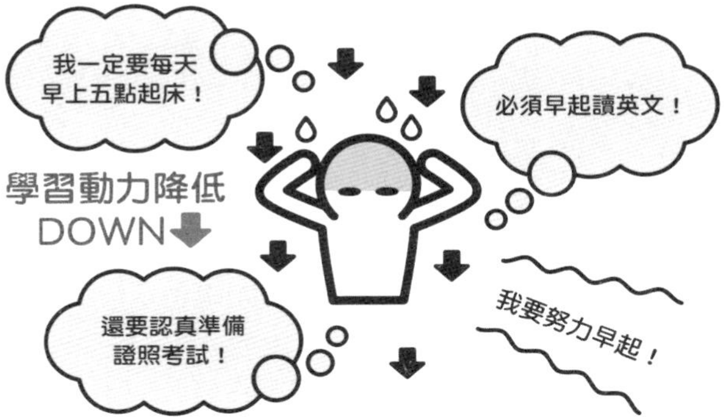
我一定要每天
早上五點起床！
必須早起讀英文！
學習動力降低
DOWN
還要認真準備
證照考試！
我要努力早起！

等這種帶有壓力的自我勉勵……

在養成早起習慣前，各位要盡可能避免使用這種方式早起。少用「我要努力早起！」這類口號，因為越是給自己壓力，越容易想起早起帶來的痛苦，反而會賴床起不來，導致學習動力下降。

想辦法減少「好痛苦，但不起來不行」的念頭，正向培養「好想早起」的情緒，才是養成早起習慣的捷徑。

◎讓人愛上早起的四大祕訣

我現在經營著英語教室，主要為計畫出國留學的學生進行輔導。每個人生活都很忙碌，因此大多數的人都是利用早晨時間念書。

對於那些「起床困難戶」，我都會傳授一個「無痛早起法」，也就是「不用努力也能輕鬆起床的方法」。

就如剛才所提到的，**只要減少「必須早起」的念頭，成功早起的機率就會大幅提升。**

過去曾經多次挑戰早起，卻總是爬不起來的人，一旦減少「必須早起」的念頭，便能成功早起，這樣的案例非常多。

歡迎使用以下方法，嘗試一下早起。

成功早起的人有哪些共同點？

✖ 向自己施加壓力

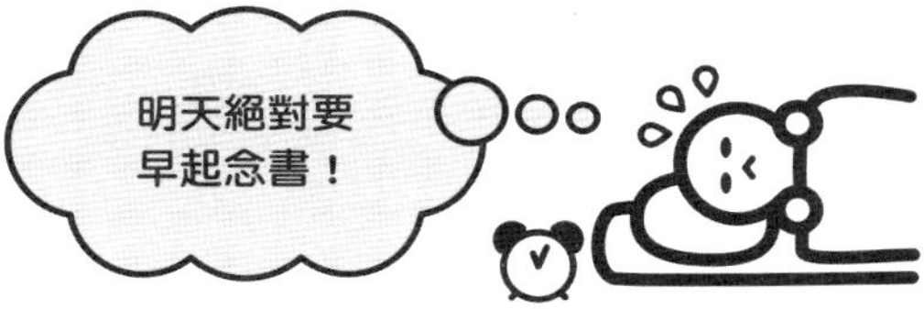
明天絕對要
早起念書！

○ 不向自己施加壓力

明天早上想看
最近新買的書～

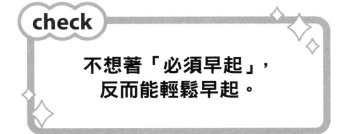

check

不想著「必須早起」，
反而能輕鬆早起。

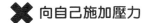

做法非常簡單，基本步驟如下。

- **追求快樂。**
- **不跟自己過不去。**
- **提高睡眠品質。**
- **建立愉快的早晨儀式。**

早起應該要去做喜歡的事，而不是不喜歡的事。

就像這樣，以追求快樂為前提，打造一個「我覺得早起很快樂！」的環境，能讓人瞬間早起，而且一點心理負擔也沒有，效果不可思議的好。

只要用對方法，任何人都能輕鬆早起。

接著，就讓我詳盡地向各位說明，如何不費力地清爽早起吧。

2 不跟自己過不去，才能舒服早起

睡眠品質差，該怎麼辦才好呢？

早上起不來的原因有好幾種。

其中之一就是睡眠品質差。明明睡了很久，卻怎麼也消除不了疲勞。因此，早上必須想盡辦法跟「想再多睡一點」的念頭纏鬥，使得早起變得相當痛苦。

造成睡眠不足的原因有很多。

比方說，下班去喝酒聚餐，回到家的時間太晚了；喝太多酒，導致睡眠品質欠佳；躺在沙發滑手機看網路影片，看到停不下來、越看越睡不著等等。

其實，接觸誘惑的次數越多，就寢時間就會越晚，影響睡眠品質欠佳，導致早上起不來。

找出誘惑，然後遠離它

二〇一七年卡爾頓大學（Carleton University）的瑪利那・米亞斯卡亞（Marina Milyavskaya）教授和多倫多大學（University of Toronto）的麥可・因茲利奇（Michael Inzlicht）教授，以一百五十九位大學生為調查對象，研究發現「目標達成率跟接觸誘惑的次數成反比」。

接觸誘惑次數越少的人，越容易達成目標。想達成目標，該做的事情很簡單，盡可能減少接觸誘惑的次數就對了。

換句話說，只要避免接觸「妨礙入睡的誘惑」，便能獲得品質良好的睡眠，使早起變得不那麼困難。

清除各種阻礙你早起的原因

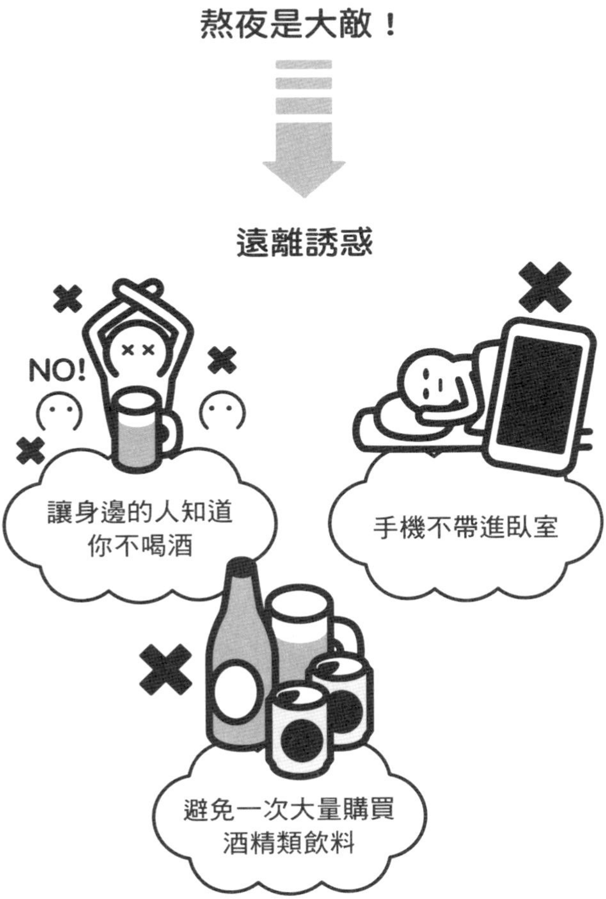
熬夜是大敵！
遠離誘惑
NO!
讓身邊的人知道
你不喝酒
手機不帶進臥室
避免一次大量購買
酒精類飲料

千萬不要想著靠自制力去抗拒誘惑，因為那只會使你的執行動力大幅下滑。

比方說，「為了減肥，選擇不吃眼前的蛋糕。」壓抑「想吃」的欲望，可以說是讓自己處於扼殺真實自我的狀態。

這個時候，殘留在心中的遺憾，會削弱動力，是侵蝕減肥決心最大的原因。

因此，重點就在於，讓自己置身於不必刻意壓抑自我的環境。

具體來說，釐清是什麼東西誘惑了你、阻礙你達成目的，只要想辦法避開那些誘惑，早起就會變得容易許多。

阻礙你早起的絆腳石是什麼？

舉例來說，你為了考取證照，打算早起準備考試。

你買好了參考書，決定好要早上幾點起床，也擬定了萬全的學習計畫。只要做好「抗拒誘惑」的預防措施，就萬無一失了。

事先跟身邊的人表達「證照考試結束前不參加聚餐」的決心，也是早起策略之一。只要身邊的人不來邀約，就可以避免「去個一次應該沒差吧？不行，我得忍住！」這類無謂的內心掙扎，學習動力也不會因此受影響。

想成功早起，可以問問自己以下兩點。

- **什麼樣的因素會阻礙你養成早起習慣？**
- **什麼事情會妨礙你的睡眠？**

找出明確的答案，然後分別擬定相應對策。

絕對必備！缺一不可的「酒精對策」和「手機對策」

想要有優質的睡眠，兩個對策缺一不可，那就是「酒精對策」和「手機對策」。每當你必須做出「我不可以喝酒」、「我不可以用手機」的抉擇時，心裡就會留下遺憾的感覺，降低早起的動力。

因此，想成功早起，就需要做好預防措施來應對。

說到「酒精對策」，我的對策是不買整箱或整組的酒精飲料。

從金錢面來思考，一次大量購買的確可以壓低價錢，但是從養成早起習慣的面向來看，一次大量購買反而會帶來很大的負面影響。

如果好吃的麵包一直擺在眼前，當然會產生很想咬一口的渴望不是嗎？

同樣的道理，假如家裡有酒類的庫存，也很容易會產生「想再喝一杯」的想法，最後伸手拿了一罐又一罐，越喝越醉。

正因為如此，訂定出「避免一次大量購買」的原則便很重要。「只買當天要喝的分量」，就不會受到一直想喝的欲望所折磨。

除此之外，身在這個數位時代，「手機對策」絕對是不可或缺。

以我自己為例，我會在就寢時間至少前三十分鐘設定好「手機的入睡時

間」，上床睡覺時把手機放到其他房間。

也就是說，我不會把手機的充電器放在臥室，而是提前在客廳充飽電，先把手機哄睡了，我才進房間。跟手機分房睡覺，不會受到手機燈光或聲音的打擾，不但能提高睡眠品質，也能避免睡前滑手機，拖拖拉拉不睡覺的情況。

就算是雞毛蒜皮的小事，一旦需要做決定，就會對大腦造成負擔。

正因為如此，事前做好對策，避開誘惑，能讓你面對該做的事情時，內心也能不動如山、堅定向前，成功達成目標。

3

實戰必備！早起習慣養成的七大方法

關鍵就在於動機、睡眠和規律

無痛早起的第一步，就是盡可能不要讓自己產生「好痛苦，但是必須早起」的念頭。改變想法，早起應該就會變得輕鬆容易。

剩下就是每天實踐，讓早起變成習慣。

不過，一旦掉以輕心，生活節奏很容易就會亂掉。

想養成早起的習慣，就必須讓早晨生活規律化，保持一定的晨間作息。

規律的晨間作息有三大關鍵──「動機」、「睡眠」和「規律」。

本章將聚焦於這三個關鍵字，詳細介紹早起的訣竅，教你以最省力的方式建立生活節奏，維持早起的習慣。

那我們進入主題吧。

方法1 追求快樂（動機）

列出「待辦願望清單」，期待醒來的那一刻

早起的祕訣就在於，要讓自己覺得早起是一件愉快的事。

早起習慣越是堅固的人，越不會以「早起」為目的。

早起只不過是手段，例如「明天想早起去慢跑」，像這樣的早起目標，便能令人充滿期待美好早晨的到來。

此外，訂定早起目的也是有訣竅的。

我們的一切行動都是基於「追求快樂」或「迴避痛苦」這兩個原因為出發點。**因此，決定早起目的時，要從「追求快樂」來思考、而不是從「迴避痛苦」出發，就是一大重點。這樣做能大幅提升你的執行動力。**

對你而言，什麼事情能讓你感到快樂呢？請把你想到的東西寫下來。以下舉我的例子給各位參考。

- 想去慢跑。
- 想閱讀新買的書。
- 想練習新買的英語參考書。
- 想增進英語長篇文章的閱讀能力。

讓早起變快樂的祕訣是什麼？

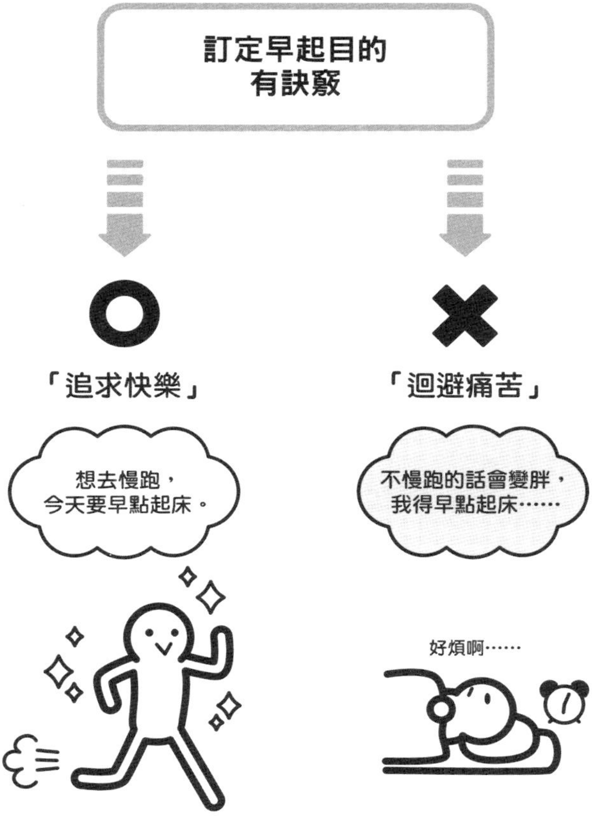
訂定早起目的
有訣竅
「追求快樂」
想去慢跑，
今天要早點起床。
「迴避痛苦」
不慢跑的話會變胖，
我得早點起床……
好煩啊……

只要能讓你感到雀躍，做什麼都好。把那些能讓你心情雀躍不已的事情，設定為早起的目標試試看。

順帶一提，我每天早上寫文章時，心情都很雀躍、充滿期待。對我來說，思考我這樣寫能不能讓讀者覺得「真有趣，來試試看好了」是件好玩的事，這樣的興致就是我早起的動力。

早晨真的是一段能讓人靈感源源不斷湧現的寶貴時間，所以我常常覺得「早上不早點起床，實在太浪費了」。

所以，你也一起來尋找看看吧，找出能讓你雀躍不已、充滿期待的早起目標。

如果知道起床後有件好玩有趣的事情正等著你，自然而然就會想趕快早起。營造出這樣的心理狀態，早起便不再是難事。

方法 2

提升睡眠品質（睡眠）

◎睡好又睡飽的四大關鍵因素

讓早晨神清氣爽的關鍵，就在於良好的睡眠品質。睡得好，隔天起床自然活力滿滿精神好。

想擁有良好的睡眠品質，夜晚的作息就非常重要，睡前的時間尤其關鍵。對我來說，睡覺不是一天的結束，而是全新一天的開始。**想迎接隔天美好的早晨，就必須留意晚上的作息。**

睡眠品質有以下四個關鍵。

- **了解褪黑激素和睡眠的關係。**

- **洗完澡後不要馬上去睡覺。**
- **留意用餐時間。**
- **控制咖啡因和酒精飲料的攝取。**

首先，讓我們先來看看褪黑激素和睡眠之間的關係吧。

褪黑激素是影響睡眠品質的重要因素，調節體內生理時鐘的荷爾蒙之一，大多於夜間分泌。但假如持續暴露在強烈的照明下，體內的生理時鐘紊亂，抑制褪黑激素的分泌，會導致睡眠品質低落等等難題。

想讓身體正常分泌褪黑激素，睡前盡可能關燈，讓房間燈光保持昏暗。手機或電視的光線不是什麼好東西，建議採取跟手機分房睡覺的策略。如果把手機放在身邊隨手可得的地方，很容易不自覺就滑起手機。

如同前面所提，我不會把手機帶進臥室。因為在大腦正準備休息時，給予新

建立一個睡得又好又飽的生活作息

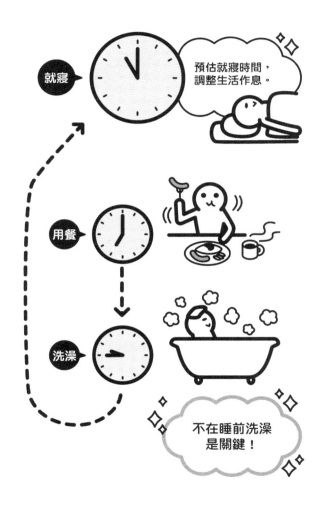

的刺激，人將無法安穩入睡。就這點而言，我認為營造一個睡前不看手機的環境很重要。

讓我們把話題拉回來。

褪黑激素在夜晚的分泌量增加，具有降低深層體溫等功能，能帶來良好的睡眠品質。想睡覺的時候，手腳的溫度就會變得溫溫熱熱的對不對？那是因為身體為了降低深層體溫，釋放出熱能，使得手腳的表面溫度上升。

就這個意義來說，必須特別留意睡前的洗澡時間。洗完澡後體溫升高，人會變得特別清醒、睡意全失，所以要盡可能避免在睡前洗澡，等洗完澡體溫下降後再上床睡覺。

以上是避免褪黑激素分泌失調的訣竅。

下一個重點則是用餐時間。我們吃飽後，身體會分泌具有催眠效果的瘦體素（leptin，俗稱飽足激素），讓人變得昏昏欲睡。但吃飽馬上睡覺，腸胃為了消化食物會變得很活躍，身體和大腦都無法好好休息。結果就是無論你睡得再多還是很累，導致身體恢復狀況差，消除不了疲勞。

所以，就算工作再忙，我也一定在晚上八點前吃完飯。在那之後如果覺得有點餓，就吃些蔬菜水果。習慣之後，晚上只吃輕食也很足夠。

我想各位應該都非常忙碌，但是在可以努力的範圍內，用餐時間請盡可能提早一點，不要拖太晚。

太陽下山後，提振精神的咖啡或是睡前小酌也都應該盡量避免。尤其是酒精，喝酒後脈搏加快，呼吸會變得急促，容易半夜跑廁所，出現脫水狀態。

想要睡得安穩、隔天起床精神飽滿，夜晚睡前盡可能不要做些會對身體造成負擔的事情。

方法3

做睡眠筆記（睡眠）

寫下「明日待辦事項」有什麼效果？

想睡卻睡不著，我想大家都有過這樣的經驗吧。身體很疲憊，大腦卻進不了睡眠狀態。那個時候，大多是因為在想事情。

我們的大腦隨時都在思考各種事情。當大腦突然想起某件事情，開始陷入思考時，就很容易睡不著。

要預防晚上睡覺想事情想到睡不著，最好的方法就是睡前把腦袋裡的東西全部掏出來盤點。

整理腦袋資訊的訣竅很多，但共通點都是在「睡前」寫出來，因此我把這個作業定位為「睡眠筆記」，推薦給我的學生。

具體來說，只要利用睡前五分鐘把「明天要做的事情寫下來」即可。睡前筆記的功效，已於二〇一七年由貝勒大學（Baylor University）斯卡林博士（Michael Scullin）的團隊獲得證實。

重點就在於不要回顧今天，而是把明天要做的事情寫下來。斯卡林博士的團隊以貝勒大學和埃默里大學（Emory University）五十七位年輕人為研究對象，結果發現，睡前寫下「明日待辦事項」的人明顯比另一組寫下「今天做了什麼」的人更早入睡。

有些人應該聽過心理學家布魯瑪・蔡格尼（Bluma Zeigarnik）所提出的蔡格尼效應（Zeigarnik effect）。蔡格尼效應指的是相對於已經完成的工作，人們比較容易記得未完成或是被打斷的工作。

也就是說，**比起「已經完成的事情」，「尚未完成的事情」更容易殘留心中揮之不去。**

一旦大腦開始思考還沒完成的事情，就會越想越起勁、越想越清醒，最後變得難以入睡。

把「明日的待辦事項」寫出來，能夠把「內心一直掛念著事情」的狀態畫下休止符。這樣做可以有效解決睡眠障礙的煩惱，避免半夜睡一睡突然醒來。

當你在被窩裡開始想事情，或是睡不著的時候，請離開被窩，然後把「明日待辦事項」寫出來看看。

寫下明日待辦事項後，原本腦中紛亂的思緒應該會變得清爽分明，心情也跟著輕鬆許多，就可以安穩入睡了。

◎把負面情緒寫出來，消除不安與壓力

此外，負面情緒也跟想事情一樣，容易妨礙睡眠。

現在已知，壓抑情緒、刻意忽略自己的感受，入夜後那些被漠視的情緒就會

預防「睡不著」的訣竅

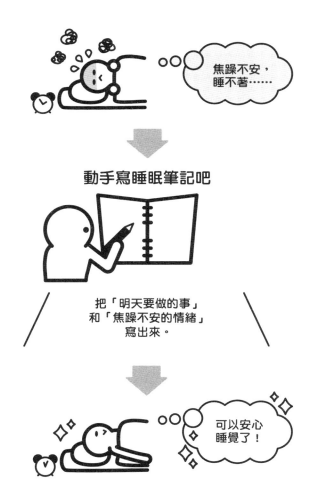

動手寫睡眠筆記吧

把「明天要做的事」
和「焦躁不安的情緒」
寫出來。

如幽靈般徘徊不去，妨礙睡眠。

二〇一七年東倫敦大學（University of East London）馬林諾斯基（Josie Malinowski）博士所發表的研究顯示，相較於正面情緒，抑制負面情緒對睡眠的影響較大，更容易引發不安情緒。

在睡前，毫不保留地把那一天感覺到的負面情緒全部都寫出來，對安定情緒非常有幫助。比方說：

「明天要到客戶那裡做簡報，好緊張。簡報的好壞會決定我是否能拿到訂單。要是失敗了怎麼辦，我會一直忍不住去想不好的結果。」

「今天出包，惹部長生氣了。真希望他明天就氣消了，明天上班該怎麼面對部長呢？」

「專案一開始進行得很順利，但總覺得哪裡會出問題。卻又不知道問題在哪

裡，忐忑又不安。」

像這樣整理自己的心情，把負面情緒寫出來，很神奇的，思緒就會沉澱下來，繚繞在心中的不安也會逐漸消失。

方法4 記錄睡眠時間（規律）

○放任不管，就會越睡越少

想讓早起生活順順利利，重點就在於「確保睡眠時間」。

因為不好好確保睡眠時間，很容易越睡越少。

因此，我會把睡眠時間記錄到手帳本上。

每天幾點睡，幾點起床，簡單抓個時間就可以了。睡眠時間最好盡可能固定，當身體記住了幾點睡覺，時間到了自然就會產生睡意，睡起來品質也比較好。

良好的睡眠品質，是良好工作表現不可或缺的條件。為了避免把時間浪費在不必要的事情上，寫手帳本的好處非常多。

一般來說，寫行事曆大多是跟別人有約定。但是把睡眠時間這類個人的安排寫進行事曆裡，能確保這一段時間是留給自己的，所以我也非常推薦。

我從準備大學入學考試的時候開始，便一直使用有每日時間軸的週行事曆管理個人行程，考劍橋大學時這個習慣也很有幫助。

直到現在，我都還是會使用週曆型手帳的每日時間軸管理睡眠時間。

月曆型的手帳本只能掌握生活有哪些行程安排，不適合細部時間管理，而週曆型手帳本跨頁式的排版，可以有效掌握一整個星期的行程，徹底執行時間管理，一目了然。

良好的睡眠能促進身體、精力、情緒的恢復，以充飽電的狀態迎接早晨，可以說是最棒的自我投資。

方法 5

在固定的時間起床（規律）

讓生理時鐘處於穩定狀態

我們一天究竟應該要睡幾個小時呢？有的人認為是八小時，有的人覺得是九小時，也有的理論認為睡眠是以九十分鐘為一個週期，睡眠時間應該要以九十分鐘的倍數為佳。但討論來討論去，最佳的睡眠時間結果還是因人而異，沒有一個固定解答，這個說法恐怕最接近正確答案吧。

以我自己來說，我一天的作息基本上大概就是固定睡六個小時。我最近的作息是十一點半睡，五點半起床。現在到了五點半，眼睛就會自動睜開醒來，身體非常習慣早起了。

各位聽過晝夜節律（Circadian rhythm）這個概念嗎？這指的就是所謂的生理時鐘。我們平常都是早上起床，白天活動、晚上睡覺，一天大約以二十四、二十五小時為循環規律地生活著。這樣的生活作息稱為晝夜節律，又叫做概日節律。

當我們照射到陽光，體內的生理時鐘就會歸零，一天重新開始，維持一定的生活作息。但是，假如長期生活不規律，這個穩定的生活作息就會崩解，同時也嚴重影響睡眠。

比方說，一旦決定一天睡六小時，一天就不能睡超過六小時。固定起床時間更為理想。像這樣把一天的睡眠時間固定下來，身體就會跟著生活作息自行修復。

此外，意志力也會隨著身體休息復原。一般來說，睡眠低於六小時容易影響意志力的修復，因此我建議以六小時為最低底線，找出個人最佳的睡眠時間。

從夢中醒來是好事

各位有沒有遇過這樣的經驗呢？鬧鐘響了，但你還在夢中……

這是快速動眼睡眠，也就是淺眠時經常發生的現象。假如快睡醒時，剛好處於快速動眼期的狀態，馬上清醒的機率會非常高。

相反的，假如連夢都沒夢到、睡得很沉，這個狀態則稱為非快速動眼睡眠。非快速動眼期是人睡得最深沉的時候，同時也是大腦休息、生長激素分泌的時段。**如果你發現起床時很常處於非快速動眼期的狀態，就得適度調整一下起床和就寢的時間。**

比方說，假如晚上十一點半睡，早上六點起床有點痛苦，就稍加調整睡眠時間。持續三天觀察看看，假如早上起床還是有點痛苦起不來，就再做點調整。

重點在於，先把起床時間固定下來，然後配合起床時間去調整就寢時間。

剛開始尋找最佳的睡眠時間很辛苦，但只要把起床時間固定下來，不隨便改來改去，總會找到最適合自己的睡眠節奏，請務必保持信心反覆測試。

方法6 假日也在一樣的時間起床（規律）

○晚一個小時起床影響不大

放假時總覺得時間比較多，有時難免會想多睡一會兒吧。

但就算是假日，也要盡可能在同樣的時間起床。因為不這樣做的話，生理時鐘容易變調，影響到之後的起床時間。

比方說，平常早上六點起床的人，假日十點才起床，身體就會出現時差，星期一上班日早上起床便會變得很痛苦，連帶延誤到新的一週開始。所以就算是假日，最好盡量避免睡得比平常晚太多。

雖說如此，總會有想多睡一會兒、消除疲勞的時候吧。**就我個人的經驗，比平常晚一個小時起床不會有太大的問題。**

另外，我也分享一些我觀察到的案例，接受過我輔導的學生當中，達成目標的人有非常高的比例其週末的作息跟平時一樣，維持相同的睡眠規律，在固定的時間起床。

除此之外，也請留意盡量避免週末補眠。有些人平常明明有辦法早起，但不知道為何到了星期一、星期二就容易注意力渙散，白天效率低落。

其原因大多是因為週末睡太多造成的。從睡眠研究的報告也可了解，補眠無法消除疲勞。

作息，能讓大腦和身體處於穩定的狀態。

我們的身體會想辦法維持一定的作息規律。固定起床時間，維持一定的生活

方法 7

建立幸福的晨間儀式（規律）

在早上做些自己喜歡的事情

早起人的特徵之一，就是有屬於自己的每日早晨儀式。

將星巴克壯大成國際連鎖咖啡店的霍華．舒茲（Howard Schultz），他每天早上四點半起床，第一件事情就是泡一杯美味的咖啡，開始新的一天。

「無論位於世界何處，我每天早上都五點起床。早起去運動、跟家人相處，讓自己在開始工作前達到最佳狀態。」維珍集團（Virgin Group）的董事長理查．布蘭森（Richard Branson）這樣說。

早上起床不馬上開始工作。先做點自己喜歡的事情，滿足身心後，做起事來更有效率。刻意為自己安排值得期待的晨間儀式，早起會變得充滿動力。

我早上起床後，也不會馬上啟動引擎開始工作，而是來一杯紅茶。通常我在睡覺前就會先在心裡決定「明天早上我要喝阿薩姆紅茶」、「明天來喝格雷伯爵茶」，並且只在設定好的時間喝喜愛的紅茶。只要是自己喜歡的事情，就算是簡單喝喝美味的紅茶，這個微不足道的幸福，也能讓人心情愉快地起床。

各位聽過心理學家史金納（B. F. Skinner）所提出的操作制約（operant conditioning）理論嗎？

把老鼠放進一個設有機關的箱子裡，老鼠按下按鈕就可以吃到飼料，反覆體驗過後，老鼠便學會自己按按鈕了。

「只要給予獎勵，便能促發自己主動採取行動」，這個理論應該也可以適用在我們身上。

起床後的晨間儀式便是獎勵。選定一個你最滿意的晨間儀式，能讓你充滿活力地展開新的一天。

喜歡巧克力的人，可以在早上起床後吃一顆從百貨公司買來的高級巧克力，仔細品味一番。

看看喜歡的藝術家宣傳影片也不錯。

對愛狗人士來說，一早到公園和心愛的狗狗玩耍應該是最棒的獎勵吧。

什麼樣的晨間儀式能讓你感到幸福、內心感到滿足呢？一個能為你帶來快樂的晨間儀式，可以說是能否持續早起習慣的重要關鍵。

決定好早上起床後的固定儀式

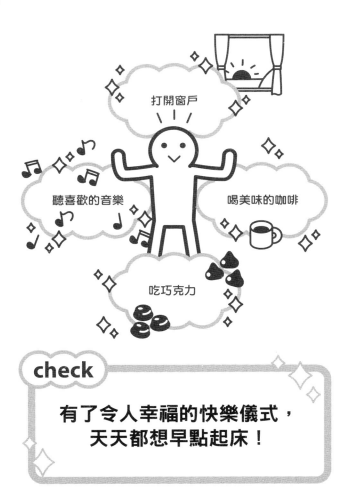

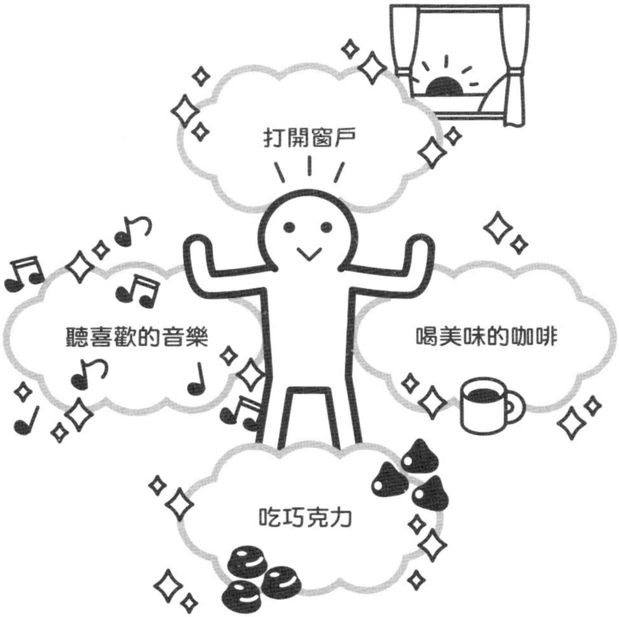
打開窗戶
聽喜歡的音樂
喝美味的咖啡
吃巧克力

check

有了令人幸福的快樂儀式，
天天都想早點起床！

第3章

早起輕鬆不痛苦！

今天就開始做的六個早起機制

1 立馬清醒的高效起床法

輕鬆早起無負擔

上一個章節我們曾說過，減少「必須早起」的念頭，便能「快速早起」不再拖拖拉拉。

本章將進一步介紹幾種可以讓早起變得更輕鬆容易的具體方法，幫助你進入下一個階段——「打從心裡渴望早起」。

這個方法就是**「建立早起的觸發機制」**。這套機制運用得當，起床的心態便會跟著改變，促使我們採取對的行動。

假如能懂得運用本書所介紹的早起機制，你自然而然每天早上都會「渴望早

聰明啟動「早起模式」！

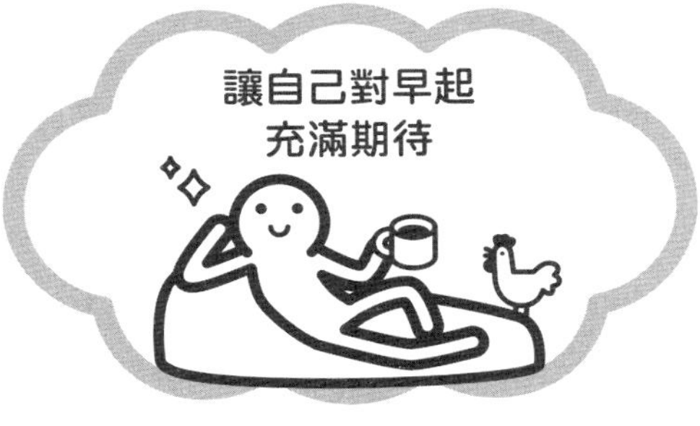
讓自己對早起
充滿期待

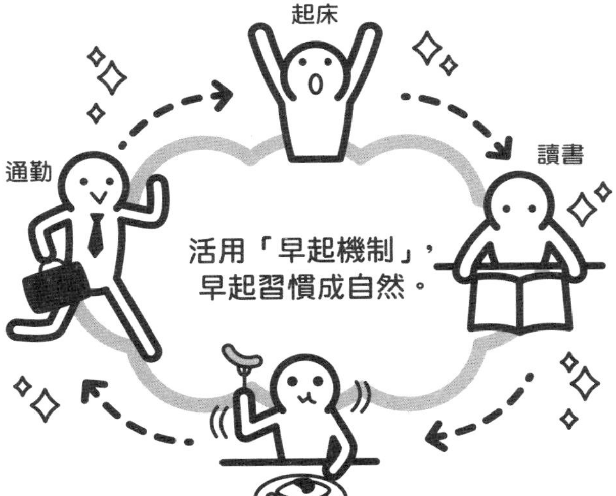
起床
讀書
用餐
通勤
活用「早起機制」，
早起習慣成自然。

起」，時間一到雙眼就自動睜開。

重點不在於理性，而是感性。

早起的關鍵就是，讓自己發自內心「渴望早起」。

在日常生活中巧妙融入早起機制，「渴望早起」的念頭就會不知不覺越來越茁壯。

總有一天，你無需刻意努力，也能不費力早起的早晨一定會到來。

接下來要介紹的早起機制，其效果已獲得許多科學研究實證。

希望讀完本書後，你也能好好利用早起機制，每天都心情愉快地早起，在早晨時間做自己喜歡的事。那麼，以下將具體說明這套機制的行動指南。

效果顯著的早起機制

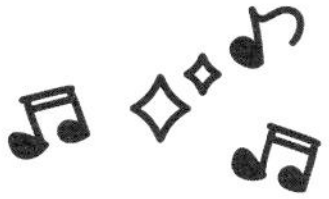

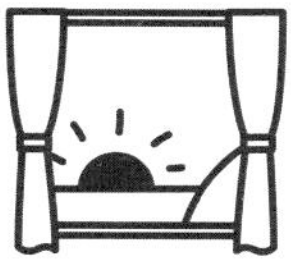

準備「喜歡的飲料」

規畫「早起行事曆」

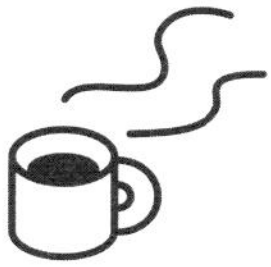

設計「起床後的晨間儀式」

睡前訂定「明天的目標」

嘗試新事物

睡前拉筋舒展

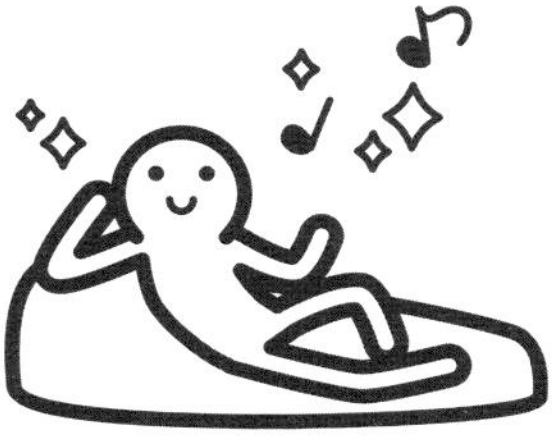

check

「我好想早點起床！」
設法讓這樣的心情日益茁壯。

早起機制 1

準備「喜歡的飲料」

◎瞬間充滿能量

準備「喜歡的飲料」，是幫助你快速培養出打從內心「渴望早起」念頭的方法之一。

像我每天都會喝最喜愛的紅茶，為自己營造晨間的愉快氣氛。

這個小訣竅看起來沒什麼大不了的，不過那種**「想喝美味紅茶」的心情卻能讓我在早上瞬間清醒。**

在劍橋念書時，每當我要去參加重要的考試之前，一定會喝杯喜歡的紅茶提振精神。

紅茶的香氣很舒壓。一旦心情放鬆不緊繃，自然而然會湧現「我要好好加油！」的念頭，馬上有超強動力採取行動。久而久之，身體會記得這一連串的正向循環，只要聞聞紅茶的香氣，就能啟動立即行動的開關。

早起後固定喝杯喜歡的紅茶，是我從過去一直維持到現在的習慣。

每天都喝一樣的東西容易膩，所以我會做點變化，有時喝喝格雷伯爵茶或是阿薩姆紅茶，偶爾換成大吉嶺紅茶，挑選符合那天心情的紅茶，享受紅茶的香氣和口感。早上來一杯紅茶，有助於我切換到專注模式，集中精神專心做事或學習。

紅茶和咖啡這類香氣濃厚的飲料，氣味通過鼻腔時會刺激大腦，容易啟動行動力的開關。當然，紅茶咖啡以外的飲料也是沒問題的。

重點是選一個你真心喜歡的飲料。

對你來說，什麼樣的飲料或食物能打動你，進而開啟內心的開關呢？

生活中一定有某樣東西能引起你行動的熱情，請務必試著找找看。

早起機制 2

規畫「早起行事曆」

○記錄行動，越記越有勁

下定決心早起後，請準備一個早起專用的行事曆，把成功早起的日子塗上顏色吧。

像我的做法是，不僅限於早起，當我決定實行某件事情時，我就會準備一個桌曆，把成功實行的日子塗上顏色。

比方說，假如你決定「每天要做三十下仰臥起坐」，順利實行後就把當天的格子塗上顏色，**讓自己的努力「視覺化」**。**把桌曆放在看得到的地方，看到塗上顏色的天數越多，心情就會越好，而產生「我想持續做下去！」的念頭**。

「記錄」自己的行為，雖然是很微不足道的小技巧，卻能很有效地激勵自己、提升動力。

隨著塗上顏色的區域越來越多，你越能感受到「原來我這麼努力啊」，獲得滿滿的成就感。而當顏色塗得斷斷續續的時候，桌曆看起來就會相當雜亂無序，這時便會警惕自己要持續努力。

持之以恆把每一天都塗上顏色會令人心情舒爽，甚至樂此不疲、產生上癮的感覺。

一個小小的習慣，日積月累就能成為早起的動力來源。

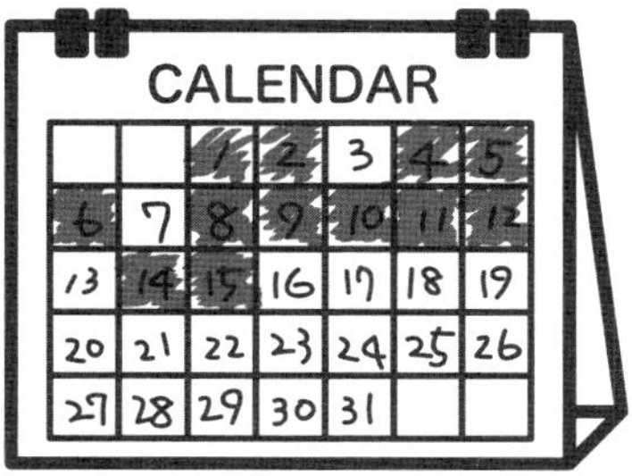

◯不倚靠大腦，好好做記錄很重要

美國認知心理學家伊莉莎白．羅芙托斯（Elizabeth Loftus），在TED演講上所講述的「虛構記憶」理論相當出名。這個心理實驗是這樣的，研究團隊分別給兩組受試者觀看車禍事故現場的照片。

給第一組看完照片後，跟他們說「這個車禍不嚴重」。但是，跟第二組的受試者則說「車禍撞擊力道猛烈」。結果顯示，被告知「車禍撞擊力道猛烈」的第二組，受試者都表示照片中車子的車速快，甚至還有人說車窗玻璃都碎掉了。

實際上照片中的車窗玻璃根本沒有碎掉。由此可知，我們常常在不知不覺中加油添醋，按自己的意思扭曲了記憶。

假如「記憶本來就是虛偽不實的」，在這個前提下，記錄行為便顯得非常重要。

明明很努力地早起，是不是只因為幾次起不來，就覺得自己「很差勁」呢？你有沒有好好認同每天努力早起的自己呢？

記錄自己每一天的行為，讓成果看得到，這樣的「視覺化」有助於提升「自我效能」，相信「自己一定做得到」，並激勵自己「立即行動」。事不宜遲，你也準備一個桌曆，確實記錄自己每一天的活動吧。

早起機制 3

設計「起床後的晨間儀式」

固定的行動模式，能孕育出規律的早起生活

「習慣化」，也可以說是「減少選項」，因為不需要思考要如何選擇，便能馬上採取行動。把晨間儀式建立起來後，起床後一連串的活動自然會變成那天規律的生活作息。

現在，我固定在五點半起床。起床後，打開窗簾，發一下呆。推開窗戶時，

我會用力吸進新鮮的空氣。在那之後，去沖個澡，接著泡杯喜歡的紅茶或咖啡品嘗。無論如何，我這個起床後的習慣絕對固定不變。

到了六點，開始寫文章或閱讀。大概七點半左右，通常我會想休息一下，所以便接著出門散散步，或是上健身房。

像這樣，起床大概兩個小時後，稍微活動筋骨，也是我固定的晨間儀式。

運動會把氧氣送至全身，讓大腦神清氣爽。

而且運動能刺激有「幸福荷爾蒙」之稱的血清素（serotonin）分泌，提升夜間睡眠品質，這個也是運動帶來的重要功效。

運動後，我會直接去咖啡店，選一間人不多的店進去坐坐。

雖然我有特定幾間喜愛的咖啡店，但是挑一個人不多的店也是我的「固定活動模式」。當我要撰稿或是想集中精神做事時，找到一個我覺得「這個地方一定有辦法集中精神」，而且可以讓我感到安心的地方很重要。

◯提早出門，或是上一堂線上英語課

請各位試著建立一套屬於自己的晨間儀式。**我尤其推薦的是——「早起，然後提早一個小時出門」。**

在不同的時間出門，你一定會對通勤途中的風景感到新奇。提早一個小時到公司附近，去鄰近的咖啡廳念英文或是準備證照考試，把多出來的時間用在你想做的事情上。

除此之外，「晨間線上英語會話課」也是很好的早晨儀式。

線上英語會話課的價格經濟實惠，而且相當方便，可以透過Skype這類視訊電話會議軟體跟世界各地的外國人練習英語會話。

每個月只要花五千日圓左右，就能上三十分鐘的會話課，課程內容充實豐富。

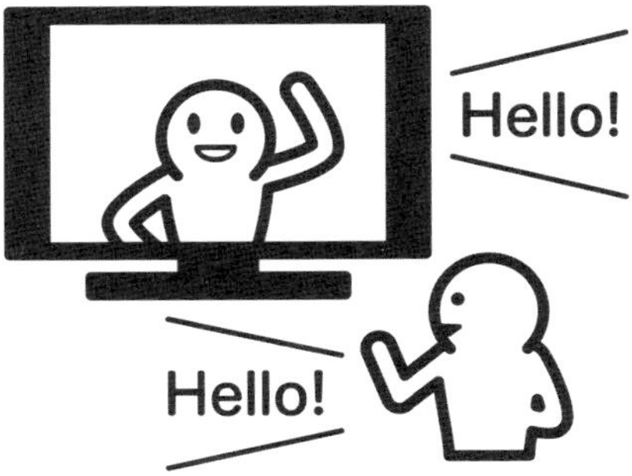

比如，每天早上六點到六點半之間，預約三十分鐘的英語會話課，不僅對早起有一定程度的強制力，早上這段時間使用起來也變得更有效率。

早起上英語會話課還有一個好處，那就是跟其他人講話交流能帶來活力。當我們和別人溝通、產生交流時，會感覺到自己與他人產生連結，心情變得積極正向。所以平常我一進到咖啡店，都會刻意跟店員寒暄，稍微小聊幾句。跟別人講講話，能為你注入新的活力，充滿朝氣。

最後，讓我們也來看看「如何決定幾點起床」。其實時間的分配方式也是一門學問，這會讓你的積極程度大不同。

比方說，「提早一個小時起床」是不是有點讓人提不起勁呢？但如果換成「提早一個小時出門」呢？雖然實際上做起來都一樣，**但後者有明確的目的，比較能觸發人產生「想要早起」的念頭**。所以，請你也一併思考看看自己早起的「明確目的」是什麼。

到目前為止，我們介紹了好幾個「固定晨間作息」的技巧，你是否也有些個人想法了呢？希望你能從中找到有興趣的行動模式，建立一個適合你的規律晨間儀式。

早起機制 4

睡前訂定「明天的目標」

讓自己迫不及待早起

我們不要硬逼自己早起，而是要聰明建立一個機制讓自己「渴望早起」。「制定一個目標」是非常有效的方法。

試試看吧，制定一個「明天也想持續嘗試」的目標。因為越期待明天的到來，越能積極正向，時間一到便可以毫不拖拉，馬上起床。

需要注意的是，制定目標時，不要訂下「不得不做」這種會帶給自己壓力的目標，目標的內容應該要讓自己打從心底覺得「好想嘗試看看」、「我應該做得來」。

自我效能高，成就感自然湧現

目標的訂定方式也是有技巧的，不同的訂定方式會讓執行度出現差異。重點就在於，訂定一個能提升自我效能的目標。

這種自我效能是對於「自己一定做得到」的自我期待感，在達成目標的過程中扮演了重要的角色。自我效能高，便能積極向上、不斷努力，享受努力的過程，也容易達成目標。

所以**制定早起目標時，別忘了設一個你覺得「我一定做得到」、「我想嘗試看看」的目標**。為了回應自己的期待，當你有這樣的早起目標時，自我效能就會提高，目標達成的機率也會跟著大幅提升。

接下來，讓我們更詳細說明一下自我效能。

根據北卡羅萊納大學（University of North Carolina）教育心理學家戴爾．申克（Dale H. Schunk）的研究顯示，提高並維持自我效能有以下四個條件：

第一個條件是「自己訂定目標」。

第二個條件是「能獲得回饋」。

第三個條件是「保持進度管理」。

第四個條件是「相信自己只要努力，一定能夠達成目標」。

當這四個條件都齊全了，我們就會覺得有自信能掌控好自己，維持高度的自我效能。

實踐早起計畫時，非常適合充分利用這個心理機制，設定一個自認「我一定做得到」的目標，然後一步步付諸行動。

舉例來說，像是**「搭七點的電車，到咖啡店念書」、「預約三間英語補習班的試聽課程」、「完成練習題庫本第五到十題」、「為了穿上漂亮的夏季新衣，每天做三十下滾輪練腹肌」**等等。重點就只有一個，把你「打從心底想要嘗試」的事情設為目標。

每一個步驟應該都能為你帶來自信，提高自我效能，引導你成功做到無痛早起。

早起機制 5

嘗試新事物

早晨自由度高，什麼都能挑戰

無論是做什麼，嘗試新事物總是讓人雀躍不已，讓我們把這個心理效應應用到早起行動吧。

你心中有沒有一直很想嘗試，卻沒有機會做的事情呢？

比方說，健身、慢跑、閱讀、學英文、考證照等等。

重點在於，選擇一個打從心底想嘗試的事物，而不是不得不做的事。

現在有很多二十四小時營業的健身房，不少語言學習網站也有提供晨間線上英語會話課，只要下定決心，隨時都可以開始。

早上是一段不會被打擾、而且高度自由的時間，因此非常適合嘗試新事物。

我在學生時代就為自己訂下一個規則，「買了新的參考書後，一定要在早上翻開來讀。」因為新的參考書會讓人充滿期待，感覺自己的實力又能向上更進一步。

通常，前一天晚上我會先快速翻閱參考書，決定隔天早上要讀的範圍。規畫好什麼時候要完成哪幾頁的內容，制定大方向的簡單版讀書計畫，然後寫在便利貼上，貼在參考書的封面。

新參考書的讀書計畫準備好後，內心就會興奮無比，「好想趕快開始讀新的參考書喔！」早上鬧鐘一響，馬上就能起床。

想要成功早起，就不要勉強自己，利用嘗試新事物時湧現的新鮮感，能讓你熱切地期待早起，抱著愉快的心情睜開眼睛。

早起機制 6

睡前拉筋伸展

舒展身體，放鬆身心

前面我們介紹了許多提高早起意願的心理機制。

這個段落將分享如何整理情緒，讓自己準備好明天要早起的心情。

而這個早起機制就是「睡前的拉筋伸展」。

每天晚上睡前我一定會拉筋舒展身體，因為**做伸展操有助於穩定情緒，讓我快速入睡。良好的睡眠是早起作息的必要條件，就這個意義上來說，晚上的睡前活動，就是早起準備的開始。**

我的身體原本就非常僵硬，又因為國中時罹患了椎間盤突出症，腰很容易疲勞。但也因為如此，我都把睡前時間拿去做身體的復健。伸展操的時間大概五分鐘左右，只要拉拉筋、放鬆身體肌肉就好，不需要費太多工夫。

就我來說，我都是在洗完澡後做伸展操，而不是睡覺之前。「洗完澡後做伸展操」的習慣一旦固定下來，便可以持續不間斷。

長時間坐辦公桌的人，肩膀和腰部應該很容易疲勞疼痛吧。

把晚上睡前的時間拿來修復一下身體如何呢？睡前小小伸展一下，能有效幫助你提升睡眠品質，隔天的身體將會變得輕盈舒爽，馬上就能起床。

此外，如果把睡前的伸展當作是鍛鍊身體，花時間過度認真投入，反而會造成身體負擔，很有可能因此睡不好。所以，只要花一點點時間，適度地伸展身體即可。

第4章

腦力全開，注意力超集中！

黃金早晨的使用指南

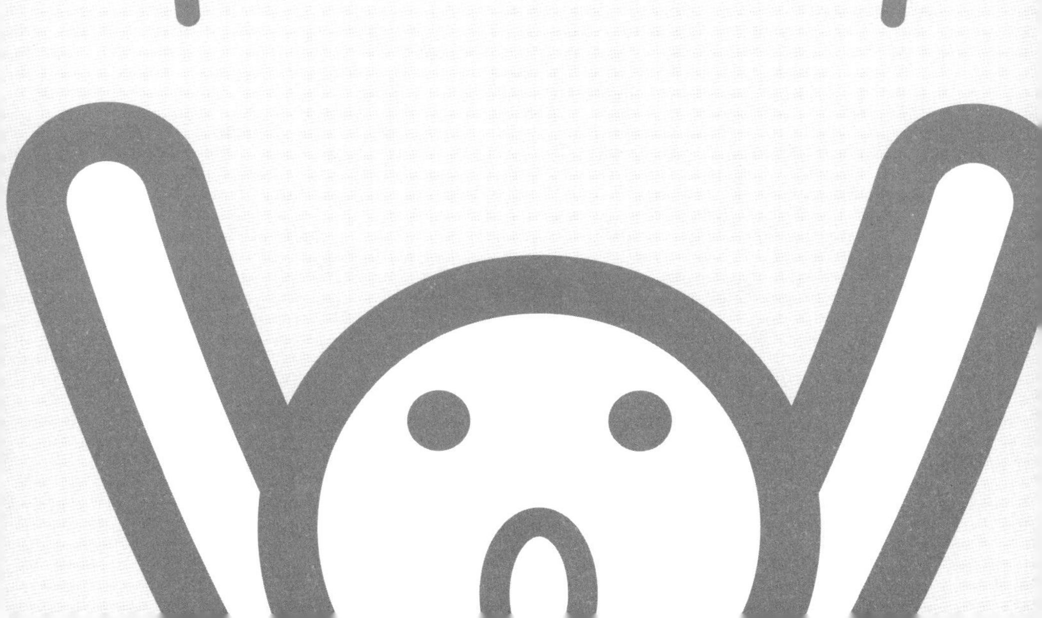

1 早上的頭腦超清晰，表現最出色！

再難的問題，也能迎刃而解

早晨是一天當中大腦生產力最高的時段，能以最少的能量，產出最多的成果。早上的注意力最為集中，因此強烈建議需要思考的工作盡量放在早上做。

過去準備大學入學考試時，我都會在早上做現代文或古文的閱讀測驗，或是英文的長篇閱讀測驗等等，著重安排這類需要集中精神的題目。準備劍橋大學研究所考試的時候也是一樣，需要縝密思考、邏輯性強的英文寫作這類難度偏高的題目，我都會在早上練習。

想要集中精神讀書或工作時，一定要好好利用晨間的清晰大腦。

有效利用大腦的方法

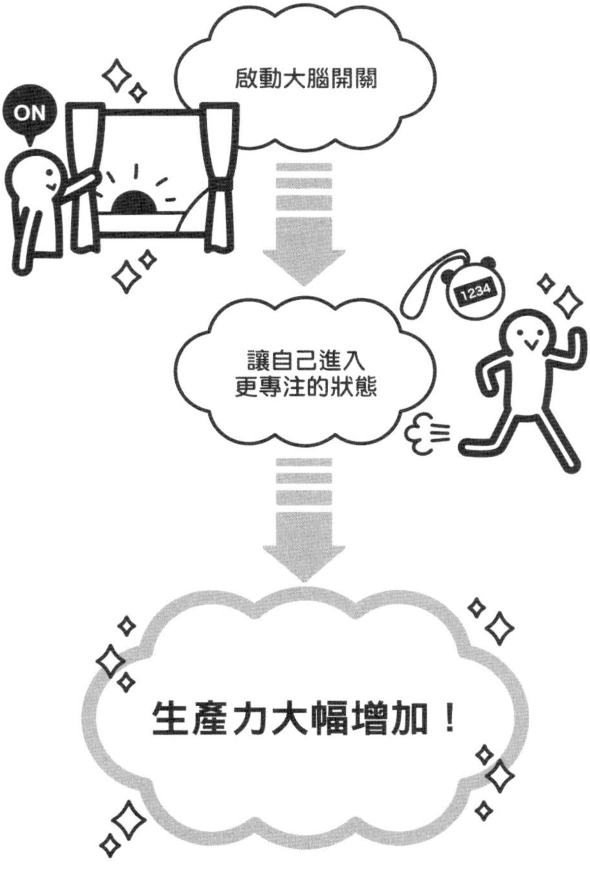

ON
啟動大腦開關
1234
讓自己進入
更專注的狀態
生產力大幅增加！

2

善用金頭腦，打造高生產力的早晨

需要集中注意力的事情放在早上做

大腦最有效率的時段是起床後的兩、三個小時。大腦的活動力在早上達到高峰，到了中午十二點後，大腦思考的活躍度會逐漸下降。因此需要腦力思考或費心思的工作，最好在大腦最有活力的早晨時段進行。

把工作分成思考類和作業類兩種，將最花時間和需要集中精神的「思考類工作」放在早上進行，是最有效率的計畫安排。比方說：

- **需要花時間、集中精神的學習內容或工作。**

- **不太擅長、想再次挑戰的事物。**

就算是有點難度的工作，假如安排在早上進行，也非常有機會能夠快速完成。

實際上，《這一天過得很充實》（*What the Most Successful People Do Before Breakfast*）的作者蘿拉・范德康（Laura Vanderkam）在書中也提到，有研究結果顯示「**早上是意志力最堅強的時刻**」。

因為只要意志力堅定，就算遇到稍微難的問題，也能不放棄、繼續堅持下去，最終克服困難。

另一方面，由於夜晚意志力降低，遇到困難的問題很容易放棄，所以更要有效利用早晨的時間。**我在劍橋大學念書時，正是非常充分地把握了早上的黃金時間，才有辦法很好地吸收知識，鞏固學習效率與成就。**

早晨的奇蹟

雖然順利考上了劍橋大學的研究所，沒想到入學後還有更多難關需要克服，做研究的苦悶日子超乎我的想像。那段日子充滿了挫折，好幾次我都認真懷疑自己是不是無法畢業了。

現在回想起來，**我之所以能夠從劍橋畢業，歸功於「早起的力量奏效，成功幫助我吸收每日所學」一點也不為過。**

學業挑戰排山倒海而來的每一天

研究所一週有三堂課，一堂課大概是兩到三個小時，乍看之下可以念書的時間好像很多，實則不然。

開學第一天上課，課程簡介時突然發下一百三十多頁的英文文獻，要求我們隔週上課前讀完，更嚇人的是竟然還出了作業。文獻內容咬文嚼字，艱澀難懂，面對這個大工程一時之間不知該如何是好。

雖然入學前我已經做好心理準備，但沒想到研究所的要求程度之高，讓我很恐懼不安。

在那之後，我問了英國的同學，他們表示那些文獻就連他們也難以理解，作業寫起來同樣非常吃力辛苦。的確是如此，雖然看得懂文獻寫的每一字每一句，卻未必能了解裡面在講什麼東西。艱澀的專業書籍，假如沒有背景知識，幾乎不可能理解內容。

話說如此，抱怨再多也沒用，為了取得碩士學位，想盡辦法也必須把論文寫出來。

畢業的條件除了必須寫兩篇英文論文，最後還有個大魔王——Ａ４大小、長達一百五十頁的碩士論文。英國的研究所通常是一年制，每個星期

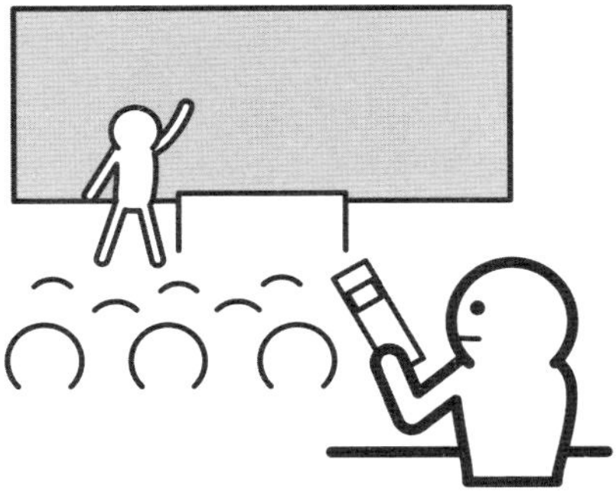

除了要完成課堂上的困難作業，我還得挪出時間每天寫論文。

◎為了跟上課堂進度，我的對策是什麼？

那麼，研究所的課，我跟上了進度嗎？不，我完全跟不上。剛開學的那幾個星期，我根本處於混亂狀態，上課時完全聽不懂老師在講什麼。這讓我大受打擊，我甚至認真思考是不是要乾脆放棄碩士學位，回日本算了。

但我不想輕易放棄。那個時候我想到的方法是，**用錄音筆把上課的內容全部都錄下來**。課堂上以英文為母語的同學占了八成，假如語言是我的不利條件，我只能比其他人更加努力，來補足語言上的劣勢。

把課堂內容錄起來，反覆聆聽

每次上課我都會把課堂內容全部錄起來，回到房間便馬上將音檔移到電腦，然後在那天結束前，重聽一次音檔，用自己的方式把授課內容整理一遍。到了週末，就像是聽有聲書一樣，反覆去聽特別難的課程音檔，聽到內容都快可以背出來了。

在不斷聽音檔、複習課堂內容的過程中，我的英文聽力越來越好，課堂的參與度也越來越高。聽不懂，就無法發言，無法表達意見，課堂的積極度自然不好，越來越跟不上進度，形成惡性循環。那段讀研究所的日子每天都像在打仗，總之我竭盡了全力學習。

機智的晨間行程安排，這樣做效果最好

研究所生活必須做的事情非常單純。簡單來說，研究生日子順不順利，端看

五件事情能否順利完成，分別是閱讀課堂指定文獻、每週的作業執行度、複習課堂內容、寫論文和打工。

「閱讀艱澀的英文，整理自己的想法」、「閱讀大量文獻和作業，撰寫論文」，這些必須集中注意力和意志力的工作，最適合在早上進行。

也就是說，通常我會善用早上這段時間的優勢，集中精神全力主攻「閱讀」（輸入）和「撰寫」（輸出）這兩項工作。

在一天當中大腦最活躍的時段，進行難度較高的學習課題，下午到晚上則是安排複習課堂內容、閱讀資料，盡可能不要給自己太大的負擔。了解大腦在晨間和夜晚的特性，巧妙地分開使用，效果超乎想像的好。

把握腦力全開的黃金早晨，英文考試成績大躍進！

以下分享一個我的學生案例。

不擅長英文的B君在大一時訂下了一個目標，他立志要出國留學，並下定決心要全力以赴。

剛開始，他都是晚上九點左右開始讀書，研讀留學相關的東西。雖然他非常努力讀到三更半夜，但總是無法集中精神，效率不彰。

因此，我建議他「活用早晨的時間」。

我向他說明，早上不僅頭腦清晰，而且人的意志力特別堅定，外在事物的誘惑也少，是最適合念書的時段。不僅如此，我也分享自身經驗，告訴他自從改成晨間念書後，我的讀書效率如何大幅改善。

B君聽了我這番話後，馬上調整時程安排，改成在早上念書。**結果，B君的英文學習變得非常有效率，甚至變成他的強項之一，英文考試輕鬆取得高分，達到出國留學的必要條件。**

學習的內容大致可以分為「思考類」和「作業類」。

「思考類」的學習，指的是「閱讀參考書和原文資料，對大腦輸入知識」、「寫英文作文、短篇文章，或是練習閱讀測驗」這類需要花費時間動腦筋思考、理解的內容。

而「作業類」的學習，則是「背單字」、「練習一問一答式的簡短問題」等等，利用短暫的零碎時間也能完成。

聽了我的建議後，B君的晨間念書時間是這樣規畫的。

早上六點過後，主要安排閱讀和寫作這類需要集中精神、花時間思考的內容。另一方面，背英文單字這類學習利用日常中的零碎時間就非常足夠，不需要占用早上寶貴的時間，只要把握搭電車通勤這種空檔背誦就即可。

略作調整後，這樣策略性地運用早晨的生產力一陣子後，B君的成績提升飛快。

換言之，我會留意大腦一天的生產力狀況，視情況去做不同的工作。

當大腦功能下降時，再怎麼努力也沒用，只是累積疲勞罷了，此時的努力只會帶來壓力。若能充分考量大腦的特性，按時間狀態分配不同的工作，你一天所做出來的成果應該會截然不同。

3 起床後讓大腦迅速開機的小妙招

◎刺激交感神經，提升工作學習效率

早上大腦的生產力高，但剛起床時大腦無法馬上清醒，會先昏昏沉沉一陣子。這是因為副交感神經活躍所致。以下三個方法，能有效促進交感神經發揮功效，啟動大腦。

①曬日光浴

一早醒來，我的第一件事情就是把房間的窗簾全部打開，讓陽光照進來。如此一來，房間就能充滿陽光，身體也順便曬曬日光浴。即使是下雨天，我也會開窗戶讓空氣流通，一覺醒來吸到新鮮的空氣能令人精神大大提振。

朝陽不但能讓大腦快速清醒，還可以促進血清素的分泌，帶來良好的睡眠品質，使你晚上睡得更好，可說是一舉數得。

明早起床後，你也把窗簾全部打開試試看吧。

②早上淋浴

我建議早上曬完日光浴後，去沖個澡。這也是我長年的晨間儀式之一。

淋浴後，副交感神經與交感神經的作用將會交替，切換到白天的活動模式，讓人變得神清氣爽有精神。

此外，淋浴的目的在於讓大腦清醒，長時間沖熱水澡身體反而會進入放鬆狀態，要稍微留意。建議淋浴時用稍微溫涼的水沖澡，淋一下下就好。

③聞喜歡的味道，喝喜歡的飲料

如前面提到的，起床後我都會來一杯最愛的紅茶。

紅茶或咖啡的濃郁香氣通過鼻腔會給予大腦刺激，提振精神的效果非常好。

想讓大腦加速清醒，可以養成聞聞香氣的習慣，或是喝喝喜歡的飲料也不錯。

什麼樣的東西能開啟你的大腦開關呢？希望你也能找到令自己雀躍不已的專屬元氣法寶。

4 維持高強度注意力的五個訣竅

想擺脫「注意力不集中……」

「大腦早上的效率和生產力應該很好才對。但有時候注意力會越來越不集中，做起事來拖拖拉拉的，該怎麼做才能改善這種狀況呢？」

應該有不少人都有這樣的煩惱吧。

早晨的大腦再怎麼強大，假如身處容易分散注意力的狀況或環境，注意力渙散也只是早晚的事。接下來，我將具體說明有哪些能維持專注力的神奇訣竅。

訣竅 1

設定時間限制

○適度切割時間，可以幫助你保持專注

從以前準備大學考試的時候開始，我就很喜歡馬表或沙漏計時器。因為它們能讓我更留意時間，大幅提升注意力。現在我只要把馬表放在旁邊，自然而然就會進入專注模式。

長時間集中精神做事的時候，重點就在於「要盡可能將時間分段切割，避免注意力渙散」。

全程馬拉松要跑四二・一九五公里，那個時候不要一口氣跑完，而是切割成

很多個短程區間，然後分配每段距離要跑多久。

比方說，設定A區間在五分鐘內跑完，B區間在七分鐘內跑完，把馬拉松切割成多段路程，設定短程目標，每一個區間就都能夠集中精神不中斷，以最快的速度跑完。

像這樣，**設定多個小小的目標，想像自己反覆跑著短距離的馬拉松，便能提升專注力**。

做一頁練習題時，這個方法也很有效。

「在十分鐘之內解開這題！」像這樣先設定好練習的時間，然後用馬表或計時器計時，應該可以幫助你大幅提升專注力，學習變得更有效率。

訣竅 2

每天早上確認當日行程

確認行程表，提高時間管理的意識

我習慣在前一天晚上「確認隔天的行程」和「整理待辦事項」，因為這樣做，不但能「預想隔天的行程」，還能「明確早起的理由」。

此外，隔天早上起床後，可以再看一次預定行程，稍微修改調整。每一次確認行程，都能提高自己對時間的意識，產生「一分一秒都不可浪費」的心情。

明確待辦事項後，英文能力大幅提升

S君在大學二年級時，養成了「晚睡晚起」作息不規律的習慣。

因為某一個契機，S君產生了「想出國留學」的念頭。但是他不規律的作息習慣怎麼改也改不過來，念書進度大幅延遲，這令他感到非常困擾，因此前來向我求助。

了解他的狀況後，我心裡大概有了一些想法。首先他必須改變生活習慣，創造出一個適合讀書的環境，想辦法提升英文成績。因此，我建議他利用早晨的時間讀英文。

雖然說是念英文，要準備的項目卻非常多，

為了對症下藥，得找出自己不擅長什麼，訂定出應該加強學習的項目，我建議S君把英文的學習重點拆分成幾個大項目來準備。

S君要考的英文考試是IELTS（雅思，為針對海外留學、移民所需的英文考試，每年全世界約有三百萬人受試），測驗內容分為聽力、閱讀、寫作、口說四個主題，這幾個技能項目都必須取得高分，分數也不能落差太大。除此之外，背單字和念文法也是打好英文基礎的必備條件。

如果對「念英文」的定義過度模糊，便無法明確目標。

仔細分析英文考試項目後，才可以訂出「必須準備六大項目」的具體目標。

釐清目標後，我馬上印製了有每日時間軸的週曆，把英文考試的六大項目視進度和程度排進S君的一週行程裡。**訂定讀書計畫時，重點就在於要盡可能把學習的內容切割成最小單位，然後均衡分配時間。**

S君若無法在六個月後考取理想的分數，就必須放棄出國留學。明確化讀書計畫後，他就意識到自己剩沒多少時間可以念書了，必須拿出決心跟時間賽跑。

接下來的日子，他每天都早起確認行程，掌握整體的讀書進度，然後利用早上的時間拼命準備英文考試。S君逐漸克服了不擅長的項目後，變得越來越有自信。他說，穩紮穩打地念書，讓他深刻感受到，留學的夢想變得越來越真實。

總而言之，決定好終極目標後，就把目標分割成小小的目標，以一週為單位設定行程逐一排進吧。然後每天早上都回顧一次計畫，「為什麼現在要這樣做」的指令就會明確傳達給大腦，使你能夠集中注意力在眼前的課題上。希望你也試試看這個方法，肯定會感受到明顯的效果。

訣竅 3

提前決定好出門的時間

截止日效應與環境的變化，有助於集中注意力

現在彈性化的工作型態越來越普及，上班時間變得更有彈性，自由工作者也越來越多。

美國預估二〇二七年將有八千六百五十萬人是自由工作者，超過在企業工作的人口八千三百四十萬人。日本的工作型態想必也會變得越來越有彈性（引自：Freelancing in America 2017）。

脫離固定勞動時間的框架，可以自由運用的時間越來越多。

今後不再受到上班時間的束縛，能憑個人想法安排理想的生活作息，決定自己要幾點出門上班。也就是說，由自己決定「每天要幾點開工」。

過去我也曾利用「提前決定好出門時間」這個小技巧，巧妙提升早上念書的生產力。

就讀劍橋研究所那段時間，我每天都必須應付大量的課程內容和論文，天天都在自我搏鬥。

早上起床後，就一直坐在書桌前念書，沒有跟別人對話的機會。但是一直窩在自己的房間念書，人很容易疲憊，最後就是注意力渙散。

注意力不集中，讀再多也讀不進去。**因此我決定「八點半要出門」，到劍橋大學的圖書館後，換個地方再繼續念書。**

像這樣，決定好結束的時間，就會出現「必須在時間內完成」的截止時間效果，幫助人在那段時間內能持續集中精神，避免注意力渙散的情況。

提供上班族留學諮詢時，我也是建議他們提早一、兩個小時出門上班，到公司附近車站的咖啡店念書或閱讀。

提早出門不僅具有截止時間的效果，也因為改變了環境，不太需要仰賴意志力，也能迅速集中精神。只要體驗過一次，你一定能了解其效果。

訣竅4 適時改變環境

◎咖啡店是集中精神做事的理想地點

家裡充滿著分散注意力的東西。為了避免早上浪費精力整理東西，前一天睡覺前就把房間或桌子整理完畢很重要。把東西整理好再睡覺的大原則，要謹記在心。

除了所需之物以外，身邊沒有其他不必要的東西最為理想。我們不是要用意志力戰勝誘惑，而是要讓自己置身於不需要使用意志力的環境。

而最合適的地點就是咖啡店了。只在桌上擺上必要的文具用品，身邊沒有其它誘惑會吸走你的注意力。

此外，咖啡店吵雜的環境，反而比一片寂靜的場所更能讓人集中精神。因為太安靜的地方不但讓人想睡，有些人還可能會因為一點聲響而分散注意力。

○在志同道合的環境奮鬥，動力滿滿！

在劍橋大學念研究所時，我每天都八點半出門到圖書館。因為圖書館裡的每個人都在埋頭研讀文獻和論文，一個打混的人也沒有，人置身於這樣的環境，馬上就能集中精神。利用環境的力量是我去圖書館最大的目的。

沒有電視機，不會分散注意力，看到其他人認真學習的樣子，自然而然會湧現出「我也得好好努力」的心情。

提高自我效能其中一個方法便是「替代性增強」（vicarious reinforcement）。看到別人達成自己想做的事，便會產生「我應該也做得到」的心情。到圖書館就是讓替代性增強發揮作用，藉此提高自我效能。

當然這個方法未必每次都有效，偶爾也會出現提不起勁的時刻，遇到那種時候，我不會繼續想著論文或作業，而是抱著「騎個腳踏車好了」的心情出門前往圖書館。到了圖書館，一旦處在不得不用功的環境裡，人自然而然又能集中精神了。

不要刻意勉強自己提升注意力，而是試著改變你的環境。尤其是如果身邊能圍繞著有相似目標、努力向上的人，透過志同道合的夥伴得到支持與激勵，這樣的環境是最好的。

比如說，當我想要挑戰新事物，我就會尋找與我想法相近的人聚集的場所。例如，比起充斥年長者悠閒運動著的健身房，我更傾向選擇有較多同齡人、而且人人都很努力鍛鍊自我的健身房。而當我想要寫書時，選擇的環境便會是有相同志向、想寫書的人聚集在一起的讀書會。

當身邊的人都很努力時，自己也會變得「想要努力看看」。假如你住在大都市，參加晨間活動的聚會或許很有效果，若住在資源不多的地方，在網路上找找相關社群，與其他有相同目標的人建立連結也很有用。

改變環境的重點就在於，不需要靠意志力和毅力，也能改變自己。希望你也可以找到一個能讓你竭盡全力前進的環境。

訣竅 5

入夜後就好好休息

生活有節奏感，早晨的生產力自然高

O君原本打算利用晚上的時間念英文。

但每天下班的時間不一定，學習的進度怎麼也不如所願，他覺得自己似乎遇到了某種瓶頸。因此，他決定要好好利用一下早上的時間。

從那之後，O君每天早上五點半起床，吃完早餐、做好出門上班的準備，從六點開始，到七點之前這一小時是他念英文的時間。**他決定晚上要讓疲憊不堪、無法運轉的大腦好好休息。在O君調整生活作息，充分利用早晨時間後，生產力也跟著大幅提升。**

像這樣，決定好某件事情只在早晨進行，就會產生「必須在那個時間內完成」的想法。當時間有所限制，我們便會覺得「現在必須馬上做」，能讓注意力變得更加集中。

我為許多人提供過英語的學習輔導，總結我經手過的學生案例來說，成長幅度大的人，大多相當重視早晨時間的運用。平日的早晨時間比容易鬆懈的六日還要更能集中精神，生產力更高。

有效利用晨間時光，入夜後就讓大腦好好休息，訂定出這樣的時間限制，能帶來好的壓力，讓生活變得更有生產力。

5 晨間閱讀效果絕佳的理由

白天靈感大開，新奇的想法源源不斷

早上是輸入知識最好的時段，我尤其推薦在早上閱讀。

晨間閱讀的好處非常多，其中又以「雞尾酒會效應」（Cocktail Party Effect）最值得期待。

在人聲吵雜的環境，當有人在談論自己或是有興趣的人物時，通常都能馬上注意到。大腦會選擇性地擷取我們所需的資訊，這樣的現象在心理學稱為「雞尾酒會效應」。

比方說，你看了一本跟待客之道有關的書之後，實際去做服務業接待客人。

結果，那陣子你可能很常有這樣的想法，「不久前看過書裡面寫到的內容，真的在眼前上演了！」「原來如此，在這種場合可以應用那本書提到的方法呀。」你會明顯感覺到書中的內容很容易投射到現實生活中。像這樣，晨間的閱讀能為日常生活和工作帶來各種靈感。

此外，我非常建議上班通勤的人做一件事情，那就是養成「一天讀一本書」的習慣，而且要限定在搭電車時閱讀。

因為當你設定了「搭電車」這個觸發機制，就會有一種「啊，今天也來看本書吧」一自然地啟動閱讀的開關。

假如是手機的電子書，很容易分心去看網路新聞或是社群網站，所以我建議以可以拿在手上的紙本書為主。但有時也會有不想看書的時候，遇到那個情況，不妨從有興趣或是特別好奇的地方開始閱讀，降低心理壓力，應該能幫助你再次拿起書本。

6 讓英文能力大幅進步的三個練功法

想提升英文能力該怎麼做？

早晨是最適合需要集中精神讀書工作的時段。

以下為各位介紹，我一直以來不斷建議學生做的「提升英語能力的練功法」。

針對英文學習的初學者，我尤其推薦以下三個方法。

- 上線上英語會話課。
- 跟讀練習。
- 製作屬於自己的英文武功祕笈。

接下來，我們就來逐一介紹不同方法。

練功法 1

上線上英語會話課

◎除了英文變好，還有其他好處

A君常常加班，雖然訂定了每天的學習計畫，到了晚上卻怎麼也提不起勁，效果不彰。於是，我建議他：「既然如此，不如早點睡覺，睡飽後好好利用早上的時間。」

為了養成早起的習慣，我也建議他去上線上英語會話課。手腳迅速的他很快便預約好早上六點半的英語會話課，所以早上六點就要起床了。

上線上英語會話課除了提升英語能力之外，還有其他好處。

其中一個好處就是，跟別人有約能增加早起的動力。像這樣借用外界事物的力量，是個聰明的方法。此外，跟他人愉快的交流互動，也具有正向的心理效果。**早起上線上英語會話課，可以為自己打造正向積極的一天。**

◎總之先從晨間三十分鐘的英文課開始

另外，**想確實提升英語能力的人，線上英語課請至少持續九十天。**

九十天後，你應該會深刻感受到自己真的會開口說英文了。

雖說如此，太過於著急想進步可能會讓自己喘不過氣，必須多留意。在九十天挑戰結束之前，這個過程不妨試著想像自己「就只是不斷往前跑」。

九十天後你再回頭看，應該可以明顯感受到自己有非常大的改變。

一堂線上英語會話課大概是三十分鐘左右，早起後只要確保有這三十分鐘就可以了。九十天後，想必你應該不會再對開口講英文感到抗拒，也完全習慣早起了。此時，你不但成功養成良好的生活習慣，而且還擁有了更多自信。

◎複習的威力，這樣做英文實力強十倍

此外，時間有餘裕的人，請在線上英語會話課結束後馬上複習。

各位一定遇過「不曉得這個英文應該要怎麼表達，或是很難表達清楚」的情況。課後立刻複習，不但能加深對英文句型的印象，也可以提升表達能力。

而且持續不中斷很重要，就算只有複習十分鐘也沒關係，請務必保持課後複習的習慣。

◎一個小訣竅讓你複習更有效率、更有動力

就我過去的經驗，有複習的人，其進步的速度是沒複習的人的十倍之多。課

後馬上複習的人，進步速度最快；相反的，上完課放著不管，等到下次上課才複習的人，進步速度最慢。

複習的方法非常簡單。上完課後，把課堂上那些用英文說不出來的內容條列出來，一一做功課查清楚，然後要打鐵趁熱，隔天上課立刻試著應用看看。

當你想表達某個意思，卻不知道怎麼用英文怎麼說的時候，上網一查馬上就能找到，請務必好好利用網路資源。

假如能記下原本不熟悉的英文句型，並在與他人互動對話時直接應用，而且溝通順暢，想必你一定會非常高興、很有成就感。**當你體驗到「學到的東西真的用得上」，學習動力就會飛躍式地成長，對往後的學習帶來正面影響。**

像我如果遇到不知道該如何用英文表達的單字或句子，查到了之後，我會把它們整理成表格。日文的旁邊放上英文，表格非常簡單陽春，整理成一張Ａ４紙大小後就把它印出來。把那張紙放進包包或口袋裡，外出時有空就可以拿出來複習，非常方便。

你先試著體驗線上英語會話課吧。不要去管能不能早起或有沒有效果，不要想太多，做就對了。持續堅持下去的人，一定能看到新世界。

練功法2 跟讀練習

積極跟讀，活化你的大腦

準備英文考試時，照理來說，應該要好好利用早上的時間來練習閱讀或寫作。**但是人難免會有「早上提不起勁」的時候，遇到那種情況，我的建議是練習「跟讀」**。

「跟讀」指的是，像影子般以慢〇．五秒的速度，複述聽到的內容。跟讀能加深對聲音的敏感度，內化英文的音調，是極為有效的語言訓練法。

單純聽英文就只是背景聲音而已，把耳朵聽到的聲音說出來，不但能刺激短期記憶，也能活化大腦。跟讀五分鐘，活化大腦後，再開始做閱讀題目或練習英文寫作，能讓你的大腦運作起來更有效率。

◎一併提升你的聽力和口說能力

練習跟讀，可以熟悉英文的音調、節奏和抑揚頓挫，不但能提升聽力程度，也能有效加強口說能力。

我所構思的英語練習法，其練習步驟跟唱卡拉OK記歌詞是一樣的。

剛開始先聽聽聲音，然後看著歌詞開口練習唱幾句。反覆練習幾次後，就會越來越熟悉歌詞。接下來，就有餘裕去留意節奏和抑揚頓挫，多練幾次之後，一首歌差不多也記熟了。跟讀練英文，就是模仿練唱卡拉OK歌的過程。

不擅長英文的人，可以用這個方式來練習多益第二部分的聽力測驗。練習一陣子習慣了之後，再進一步練習第三、四部分等更長的文章。如果想挑戰語速更快的聽力練習，英語新聞網站美國之音（VOA）或是BBC上的影片都是很好的資源。

◎「容易被文章牽著走，不斷思考語意的人」可以這樣做！

練習跟讀的重點在於習慣英文的音調，所以不要一開始就挑戰難度太高的內容，先從聽得懂的簡單內容開始練習。

此外，過去以練習閱讀和文法為主的人，很容易在練習跟讀時被文章牽著走，老是想去思考文章內容的意思。

過度著重思考文章意涵，會違背練習跟讀原本的目的，也就是「習慣英文的音調、節奏和抑揚頓挫」，反而達不到預期的效果。因此練習時，請務必把注意力放在「聽英文」就好。

如果你就是忍不住想去理解文章的意思，那麼就先集中精神理解內容意思，然後再把注意力放在英文的朗讀音調上，把跟讀分成兩階段練習，這樣應該比較能夠達到專注聽英文的目的。

反覆聽同樣的文章，在練習的過程中，你會越來越能享受英文這個語言的魅力。當你能夠享受英文，學英文這件事就會變得有趣許多。而且你的發音絕對會有所進步，英文表達能力也會跟著越說越好。

練功法 3

製作屬於自己的「英文武功祕笈」

熟記英文佳句，表達能力更上一層樓

想在職場上說一口流利的英文、出國留學，或是提升整體英文程度的人，我一律建議製作屬於自己的「英文武功祕笈」。

英文武功祕笈累積的內容越多，你的英文閱讀能力、詞彙能力和表達能力就會越來越精進。這個方法真的非常有效，就連《日經WOMAN》等雜誌也做過相關專題報導。

這是我去劍橋大學念研究所之前就一直在使用的方法，對於那些「英語能力已經達到某種程度，但還想要再往上提升到更高水平，希望口語表達變得更豐富多元」的人，我非常推薦製作屬於自己的「英文武功祕笈」。

不僅限於英文，學習外語其中一個重點就是「接觸大量優質的表達文句，然後模仿」。想要有良好的語言輸出，就必須要有良好的語言輸入。

◎設定時間限制，養成文章先快速讀過去的習慣

要培養這種能力需要長期的累積，你可以先去BBC網站瀏覽一些有興趣的文章，或是平常比較關心的特定新聞主題也可以。新聞有固定使用的時事辭彙，可以直接應用到對話上，非常方便。

閱讀文章時，大概抓出文章的主旨就可以了。這個時候，**閱讀的重點在於，不要一字一句地翻譯文章內容，而是邊讀邊抓出文章大概的意思、了解文章想表達什麼內容。**

假如你學習英文時，已經很習慣邊看邊翻譯，這裡分享一個小技巧，用馬表計時一分鐘，設法在這段時間內快速把文章概略掃過一遍，練習培養速讀文章的

新習慣。

當你習慣仔細逐字逐句翻譯文章內容，資訊處理的速度就會變慢，拖慢聽力進步的速度。

練習聽力時，我們大腦會按順序接連處理聽到的訊息。早日戒掉逐字逐句慢慢讀完的習慣，有助於提升聽力能力。

◎「搜尋技巧」是英文表達能力的加分武器

把文章迅速讀過去大概知道意思之後，接下來請找找看你有興趣的語句表達方式。比如，你在BBC文章中看到這個句子。

Analysts said a short period of falling prices would do nothing to damage the US economy.

（分析師表示，短期的價格下跌不會損害美國經濟。）

讓我們來看看這句「would do nothing to」。假如你想深入了解一下這個英文句型，就把這個句子寫到你的武功祕笈裡。

接著到Google搜尋看看「would do nothing to」。**記得搜尋時，句子要加上雙引號「“ ”」**。

利用雙引號來檢索，頁面搜尋後只會出現包含「would do nothing to」的句子。如果不使用雙引號檢索，結果就會出現大量不相關的資訊，所以請務必使用雙引號，限定檢索條件。

繼續上面的話題。檢索出來的例句如下。

A carbon tax would do nothing to help the environment.

（徵收碳稅恐怕對環境保護沒有太大幫助。）

It would do nothing to eliminate the poverty.

（那恐怕無助於消除貧困。）

The policy would do nothing to curb emissions growth.

（那個政策應該無法有效降低排放量。）

想要增進語言表達能力，平常可以把搜尋到的各種句子寫到筆記本上。然後，在現實生活中也用「would do nothing to」試著自己造句看看。

像這樣，主動創造出一個環境機制，能夠大量接觸好例句，學習豐富多元的表現方式，然後吸收消化成自己的東西，加以練習運用自由表達，你的語言能力就會越來越好，並感受到日益進步的喜悅。

另外，**當你要寫英文造句卻沒自信時，不要查電子辭典，請使用Weblio或英辭郎等線上電子辭典的資源**。這些線上工具的例句豐富，而且可以快速多元地查詢出各種資訊，更能提供你實質的幫助。

7

為勝利的一天量身訂製「固定的晨間儀式」

◎早晨運動的好處多多

早上簡單運動二十到三十分鐘，好處多得不得了，對活化大腦尤其有效。

我每天早上五點半起床，七點後會出門健行，做三十分鐘左右的有氧運動。

在劍橋大學讀書時，有件事情很讓我吃驚，那就是早上的健身房總是擠滿了人。當地的健身房一般都是二十四小時營業，早上四點半左右開始就很熱鬧。我想大家應該是知道早上運動能帶來良好的效果，所以很積極地在早上運動吧。

簡單運動有很多優點，尤其是有氧運動。

第一個優點就是有助於活化大腦。特別是有氧運動能加快血液流動，提供豐富的氧氣給大腦，使注意力更加集中、有更好的表現。

我尤其推薦綠色運動，也就是到綠地或是有水的地方（池塘、湖泊、河川）散步。

身體照射到日光，便會分泌血清素，能幫助你抵抗壓力，抑制焦躁不安的心情，穩定情緒。

雖然我覺得做綠色運動是最好的，但假如身邊沒有那樣的環境，可以試試看在室內做體操、伸展操或是瑜珈等等。

運動能放鬆你的大腦和心靈，讓你一整天都充滿精神，積極又正向。

◎設計「固定的晨間儀式」，預告元氣滿滿的一天

假如早起後怎麼也提不起勁，我非常建議去外面走走。因為簡單的運動能拉高交感神經的作用，讓身體切換到活動模式。

劍橋大學的圖書館早上九點開館，當時我都會配合開館時間出門。騎腳踏車單趟路程大約要二十分鐘，這段時間有氧運動能幫助我的大腦變得清晰有活力。新鮮的空氣不斷送進大腦，讓我能以頭腦清晰的最佳狀態閱讀艱澀的文獻、撰寫論文，活力滿滿開啟一天的奮鬥。

我的學生當中，也有人把NHK的廣播體操當作是啟動一天的觸發機制，每天早起做體操。

早上六點鐘起床淋浴，做好出門的準備。「出門前的準備必須在體操時間前

完成」，決定好時間的安排，便能快速採取行動不拖拉。

廣播體操結束後，「集中精神讀書一小時，專心準備證照考試」，訂定固定的晨間儀式有助於快速進入集中精神狀態，啟動勝利模式。

像這樣事先決定好早上要做什麼，創造出屬於個人的晨間儀式，大腦和身體就會自動切換到活動模式，也不容易發生那種受當天的情緒影響而產生行程變動的情況。

8

凡事提不起勁時，你可以這麼做

在習慣固定下來之前，內心容易動搖很正常

「有時雖然早起了，但還是提不起勁，該怎麼辦才好呢？」

這是利用早晨時間學習的人一定會遇到的瓶頸。遇到那種情況時，千萬不要過分責備自己，例如：「明明應該要做，卻做不到。」「都是因為我的意志力太薄弱了，我真糟糕……」

在早起活動的習慣養成之前，任何人都會遇到心情有所動搖的時候。

我一個禮拜上兩次健身房，抵達健身房之前，我的內心總會左右搖擺，動搖得很厲害。有時幹勁十足，但有時也會浮現「一天不去也不會怎樣吧」的念頭。

但是只要到了健身房，我就會想：「既然都來了……」自然又會充滿動力，開啟活動模式。

◎改變環境，或是做做簡單的工作

提不起勁的時候，就不要勉強自己，這時候可以想辦法讓自己置身於能激勵自我的環境。或者是降低目標的難度，試著做做看可以馬上完成的工作，為自己帶來點成就感。

我在劍橋念研究所的時候，假如那天怎麼也提不起勁寫論文，我就會先到圖書館再說。九點圖書館開門進去，先找個座位坐下來。假如到了圖書館還是提不起勁的話，便簡單找點跟論文相關的事情來做。

比方說，回頭看看之前寫的東西，而不是繼續寫論文。這樣做或許就能轉變心情，「不如繼續寫點東西好了。」不自覺產生這樣的想法。

任何人都會遇到早上提不起勁的日子。騎腳踏車時，也是剛開始踩腳踏板的時候最費力對吧。雖然只要抱著輕鬆的心情，踏出那一步就對了，但總不可能凡事都能如自己所願。那種時候，只要學會如何克服低潮期，之後便能船到橋頭自然直。

◎活用社群媒體，就能充滿幹勁

如果某天一早醒來，內心同時出現「今天也要加油」跟「今天實在沒什麼勁耶」兩種矛盾的心情在拉扯，請試著從簡單的事情開始做起。

此外，假如想激勵自我提升動力，找出和你有相同目標的人並觀察他們的行為，也不失為一個辦法。在社群媒體上，應該可以輕鬆找到不少志同道合的同好與夥伴，不妨多加利用。

社群媒體當中又以Instagram最為便利。只要用#搜尋關鍵字「早起」，就會出現各地有早起習慣的網友帳號和照片。

想尋找讀書的夥伴，就用「讀書」關鍵字；想尋找一起用功的夥伴，就用「學習、準備考試」關鍵字；想尋找減肥的夥伴，就用「減肥、瘦身」等關鍵字搜尋，如此一來，就可以找到許多跟你目標相同的人了。

就如前面所提到的，「替代性增強」指的是看到別人努力的樣子，自己也會想要跟著一起努力的心理現象。但如果變成一直滑手機，就有點本末倒置了，所以別忘了設一個社群瀏覽的時間限制，在自律的前提下，有技巧地善用社群媒體激勵自己、提振士氣。

第5章

生活規律，狀態極佳！

提高工作表現的高效生活習慣

1 好好管理身體和情緒

我們很容易忘記要照顧自己的情緒

本章將一一介紹建立早起規律生活的小訣竅，幫助你提升每日的工作表現。這裡我們會把焦點放在「身體狀況」和「情緒」。

各位應該都知道保持身體良好狀態的重要性，但是卻很容易忘記照顧自己的情緒。當情緒不穩，容易對工作表現帶來負面的影響。平時維持穩定的情緒狀態，是提升工作表現不可或缺的條件。

以下將介紹八個日常生活習慣，教你如何聰明提升工作表現。

管理好身心狀態

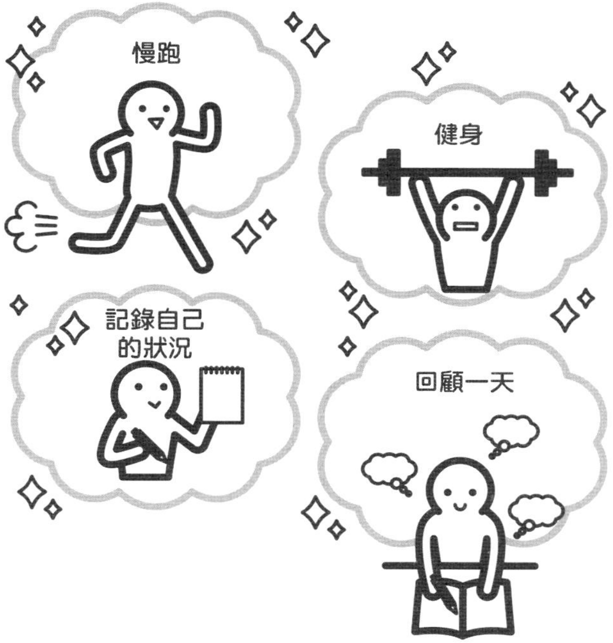

check

適度運動，
養成審視自己狀態的習慣。

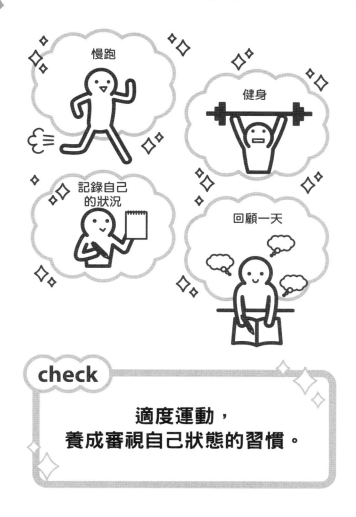

2 做些有氧運動

適度運動是保持健康的祕訣

第四章也提過早上運動的功效。運動是管理健康狀態的必備條件，本章將再次說明強調。

適度運動是維持良好健康狀態的重要環節之一，請務必把慢跑這類有氧運動放進你的行程安排裡。話是這樣說，但如果每天都很認真，投入大把時間在運動上，反而會覺得有壓力吧。所以適當就好，在日常生活中找出一點時間，適度地做做有氧運動。

不過，運動的重要性眾所皆知，但想維持健康，究竟要做多少運動呢？至今未有明確的答案。

據最新的研究結果顯示，只要自己覺得「這樣運動可以保持健康生活」，就有助於維持身體健康。

下面為各位介紹二〇一七年史丹佛大學（Stanford University）的研究發現。奧塔維亞．扎爾特（Octavia H. Zahrt）博士和艾莉亞．克拉姆（Alia Crum）助理教授請六萬名成年人回答這個問題：「跟同年齡層的人相比，你覺得自己相對喜歡運動嗎？」並在那之後持續進行觀察，結果他們發現「自認比較不愛運動的人」有七一％的機率比另一組「自認喜愛運動的人」早死。

也就是說，那些認為「我有在運動，所以很健康」的人更長壽。

「安慰劑效應」（placebo effect）是心理學知名的理論，此理論出自於以下實驗。實驗中，醫生拿著沒有藥效的東西請患者服用，然後跟患者說：「這是有效改善病情的特效藥。」結果病患服用了之後，病情真的大幅好轉，甚至有人連病都好了。這個實驗結果顯示，先入為主的觀念影響力極大。

運動也有助於提升記憶力

運動帶來的好處不是只有長壽而已。

慢跑、健走、騎單車這類相對負擔較低的有氧運動，也有助於活化大腦。

大家常說「我忙到沒有時間運動」，但與其逼迫效率低落的大腦繼續努力，做做有氧運動，不但能加速大腦的運轉，也能提升工作和學習的效率。

現已證實，有氧運動不但能活化大腦，對於提升記憶力也很有幫助。

與其一直坐在書桌前，起身稍微運動一下更能加強記憶力的效能。

運動對提升記憶力的功效，已經由荷蘭拉德堡德大學（Radboud University）的研究人員證實。該實驗先要求受試者在四十分鐘內記憶九十張畫，在那之後，把受試者分為三組，第一組是馬上踩飛輪三十五分鐘，第二組則是過四個小時後去踩飛輪，以及什麼運動都不做的第三組。兩天後，再請三組受試者接受測試，看看他們還記得多少幅畫。在測驗時以磁振造影（MRI）觀察受試者，結果發現第二組受試者的記憶力表現優於其他組別。

大腦需要身體分泌多巴胺（dopamine）和正腎上腺素（noradrenaline）來幫助記憶，而運動有助於這些激素的分泌。這個實驗得到一個有趣的結果，學習後馬上運動的人，記憶力並未有明顯變化，**但四個小時後做有氧運動的人，其記憶力卻顯著提升**。雖然學習後很難剛好間隔四個小時才運動，但養成學習後隔一段時間去運動的習慣，能促進大腦內部的訊息整理，提高學習效率。

即便如此還是覺得「太忙了，做不到」的人，不妨試著搭電車回家的路上提早一站下車走回家。還有，心煩意亂想整理思緒的時候，也去走一走吧。有氧運動對放鬆大腦、整理思緒非常有幫助。

3 健身是最強的心志鍛鍊法

強健心志，健身成效絕佳

健身非常適合搭配有氧運動一起做，對於提升自我效能非常有效。**健身可以說是「測試自我能耐的鍛鍊法」。**

健身過程有點痛苦，稍微對身體施加點負擔，就會肌肉痠痛。但這個時候死掉的肌肉細胞，會再生而且變得更強壯。

健身可以測試自己的能耐極限，磨練身心的耐性，激勵自我，健身後又會想再去健身。

想強化心志，鍛鍊身體是最快的方式。雖然有點老王賣瓜，但自從我開始健身後，心性變得越來越穩定，遇到困難也不會有所動搖。我認為，健身不但幫助我鍛鍊出強健體魄，也磨練出堅毅不屈的精神。

◎挑選去健身房的時段也很重要

我的習慣是一週去兩次健身房，但是每次我都只待三十分鐘。提前設定好健身的時間，便能把這三十分鐘全然專注在健身上。

雖然在家也能健身，但我的意志力薄弱，所以需要藉助環境的力量。在健身房看到其他人努力的樣子，我也會跟著萌生「自己也得好好努力」的念頭，因此去健身房時，我都盡量挑同年齡層的人聚集的時段。這樣做能讓我每一次去健身房的效果達到最高。

只不過，如果在睡前健身，會促進交感神經的活動，進而干擾睡眠，必須特別留意。想鍛鍊身體的話，至少要在睡前三個小時完成。

健身還能提升健康飲食意識

養成健身習慣後，對飲食也會變得特別講究。比方說：

「既然都健身了，就不要吃太肥太油膩或是太多碳水化合物，多吃點富含蛋白質的食物好了。」

「今天做了有氧運動，消耗掉四百大卡的熱量，今天就不吃泡芙了。」

如果能這樣思考，便能預防飲食習慣偏差的產生。

假如沒有運動，就很容易遇到「到底要不要買泡芙回去吃」的判斷難題。反之，如果有定期運動習慣，就會覺得「吃了泡芙，會讓前面的努力前功盡棄」，可以輕鬆找到「理由」說服自己放棄。**運動的好處多多，能減少意志力的消耗，**

也為精神狀態帶來正面影響。

此外，健身後請務必留下記錄。

只要記錄下健身時間、做了哪些項目，以及完成幾下幾組，心中就會湧現出具體目標，例如：「下次做槓鈴時，後面多加個五公斤試試看。」健身起來想必會越做越有趣。

二〇一七年麥克馬斯特大學（McMaster University）科瓦切維奇（Ana Kovacevic）博士的研究，明確顯示健身能提高睡眠品質。毫無疑問，健身是早起生活貨真價實的堅強夥伴，有興趣的人歡迎馬上試試看。

4 提升自我效能的「體重記錄術」

管理體重，會加強自我掌控的感覺

做好身體健康管理，是提升工作效率不可或缺的必要條件，其中又以體重管理最為重要。近來我的體重都控制在最佳數值，但過去我的體重最高曾達八十六公斤，最低五十九公斤，體重的變化幅度非常劇烈。體重過重時，我做事總是拖拖拉拉，很容易放棄，常覺得沒辦法控制自己。

體重的過度增加，會對自我效能帶來負面影響。劍橋大學的研究團隊在心理學期刊發表了他們的實驗發現：「**身體BMI值越高，記憶力越差。**」通常吃飽時，脂肪細胞會分泌瘦體素向大腦傳遞「已經吃飽了」的訊息，抑制食欲。但是當肥胖程度越高，有「飽足激素」之稱的瘦體素就會分泌失調，隨時都覺得肚子餓，而攝取過多的熱量。**瘦體素其實也被稱作「學習荷爾蒙」，會對記憶力造成影響。當瘦體素分泌失調，也會使記憶力下降。**

有個簡單的方法可以盡量避免這種情況發生，那就是每天早上在同一個時間量體重。定時測量檢查並記錄，讓自己長期維持一定的體重，會使人產生「我有能力做好自我管理」的心態，提升自我效能。

每天早上，我在淋浴前都會秤一下體重並做記錄。當我發現體重稍微增加時，就會盡早做出對策，例如稍微增加點運動量，或這幾天多留意一下飲食等。單純只是每天量體重、做記錄，也能提升自我效能。所以，你也來試著每天量體重，記錄到月曆上，體驗一下體重管理和早起的加乘效果吧。

5 午睡一下，快速充電

稍微小睡一下，意志力就會大幅回升

我很重視午睡，每天都會安排時間小睡一會。因為午睡能幫助身體恢復早上消耗掉的意志力、注意力和專注力。

大家吃完午餐後，應該都會變得昏昏欲睡。那個時候再怎麼努力想集中精神，恐怕也很難戰勝瞌睡蟲的攻擊。

我在當學生時，再怎麼努力也敵不過睡意，常常多次不知不覺中在課堂上睡著。讓人想睡覺的午後，是容易粗心大意、工作效率低落的時段，最後導致自我效能低落。

「強效小睡」（Power Nap）近年來終於獲得大家的關注，簡單來說就是午休小睡個十五到二十分鐘。密西根大學（University of Michigan）的研究也顯示，強效小睡能幫助我們恢復意志力。

據研究指出，午休後的注意力集中程度，跟早上起床後差不多，其效果從午睡醒來之後，能持續兩到三個小時。不僅如此，午睡還能增進短期記憶，也有助於自我效能的提升。

◎睡個午覺，再難的課題也能迎刃而解

接下來，分享一個關於午睡提升效率的真實案例。故事主角是S君，他是個上班族，主要利用週末的時間準備留學考試，後來順利考上了倫敦大學學院（University College London，隸屬倫敦大學聯盟）。

S君平日要上班，雖然週末也總是在一樣的時間起床準備考試，但午餐之

後，整個人的讀書效率總是會變特別差。面對這樣到了下午頭腦就無法運轉的情況，他不知道該怎麼改善。

得知情況後，我向S君建議，中午吃完飯後午睡一下。六點起床，十二點左右吃午餐，然後大約下午一點開始睡個二十分鐘。

S君試了之後發現，睡午覺好處多多，不只能讓大腦獲得充分休息、恢復精神，迅速恢復注意力後繼續念書的效果也很好。就連需要下工夫思考的內容也能輕鬆吸收，學習可以順利按進度計畫進行。

只不過，午覺超過三十分鐘就會進入深層睡眠，需多加留意。重點就在於，將午睡控制在短時間以內，讓大腦睡醒後神清氣爽、精神飽滿。

學習和工作狀態總會有起起伏伏，以此為前提，巧妙安插休息時間，能讓你的一天過得既充實又有效率。

6

週末的生活規律要維持不變

假日補眠，會讓生理時鐘大亂

不少人都會利用週末補眠，以消除平日睡眠不足所產生的疲勞。

但週末補眠會提高生理時鐘大亂的機率，星期一早上起床反而會變得痛苦。

其實歸根究柢，調整平日的生活作息，消除睡眠不足的問題才是最根本的。

如果很難做到的話，週末比平常多睡一個小時如何呢？午睡稍微睡久一點也是方法之一。根據以往的經驗，比平常多睡一個小時，星期一早上起床時並不會令人有明顯的痛苦感。

假如每天的生活作息都不同，生理時鐘就必須花費大把精力去適應節奏，但通常沒辦法成功調整，最後便會對身體造成負擔。

想養成早起的習慣，讓生理時鐘配合早起的生活模式很重要。

留意週末的作息，盡可能過得跟平日一樣，是維持早起作息的重要關鍵。

7 保持內在狀態穩定的自我欺騙術

○把自己騙得團團轉的祕訣是什麼？

每個人總會遇到「走運的日子」跟「不走運的日子」。

遇到不走運的日子時，我們常常為了發洩壓力，很容易做出極端的行為，像是暴飲暴食、亂買東西。但那樣做，大多會帶來自信心低落等不好的結果。

該怎麼做才能避免陷入這樣的負向循環，正向轉換心情呢？

在心理訓練這個領域，普遍認為人的行動會對情感產生影響，進而改變想法。

內在狀態穩定的人，某種程度上很會「騙自己」。當你覺得心情低落、提不起勁，發生了煩心事的日子，覺得焦慮緊張、內心失去餘裕的時候，可以**試著「在鏡子前面笑一笑」、「試著擺出冷靜的表情」等等，以外在行動刻意改變內在情緒**。

物理學家曼羅迪諾（Leonard Mlodinow）在《潛意識正在控制你的行為》（*Subliminal*）一書當中，將這樣的現象稱為「情緒的錯覺」。想要改變情緒時，不要去嘗試改變你的情緒，試著改變你的行為反而更有效。

◎試著親切待人

比方說，進行英語面試時，任何人都會感到緊張。如果被問到自己擅長領域的問題，當然是最好的，但也可能會出現出乎意料之外的問題。就算練習再多、做了再多準備，上戰場也依然會略感不安。

遇到那種時候，我的建議是，以微笑來解緩緊張的情緒。雖然站在鏡子前，刻意擠出笑容確實是有效果的，但最有效的還是發自內心的微笑。

例如試著為身邊的人做些什麼等等，找找看有哪些事情是你可以馬上為別人提供協助的。

比方說，你在街上看到外國觀光客在車站面露困惑或是迷路了，可以上前搭話幫個忙。

相較於歐美，日本的電車和公司系統路線繁多且複雜，不熟悉環境的觀光客很容易不知所措。這個時候如果有本地人的幫忙，對方一定會很高興。

當你讓別人開心，自己也會跟著露出笑容，就能因此解緩緊張情緒。

試著稍微改變行為，便能控制情緒。在工作遇到瓶頸、有煩惱的事情時，請想想看採取什麼樣的行動能讓自己展開笑顏。當你能控制好自己的情緒，生活作息便不容易變調。

8

在行事曆寫下與自己的約定

增加屬於自己的時間

恕我冒昧，請讓我看看你的行事曆。你為自己保留了多少時間呢？

雖然這本書的主題是早起，但早起最終的目的是聰明管理時間，讓你能盡情地去做各種想做的事情，享受人生。

假如你想打造充實的人生，就必須改變時間運用的方式。重點就在於，減少非自願的行程時間，增加自主決定的活動時間比例。

假如以一年為單位的話，我們一年只有兩千九百二十個小時可以自由地使用，計算如下：一年換算成小時，大約是八千七百六十個小時，假如一天睡八個小時，可以活動的時間為五千八百四十個小時。假如你是學生或社會人士，五千八百四十個小時的一半會用去上課上班，所以只剩下兩千九百二十個小時。

算下來，一年當中最多只有三分之一左右，是你可以自由使用的時間。換個角度來看，人生只有三分之一的時間能做自己想做的事情。

假如睡眠時間以八小時計算，剩下的十六個小時要用在哪裡，主導權掌握在誰手上呢？如果扣掉睡覺，其他可利用的時間有五〇%以上都是由別人決定怎麼安排，或是必須配合別人使用，人生主導權就不在你的手上。

請先試著搞清楚，你無法掌控的時間有多少，有主導權自由運用的時間又有多少。削減睡眠是本末倒置，所以必須盡可能減少自己無法控制的時間，例如：想辦法減少加班等等。

強制保留時間給自己

關於這點，我也分享一個案例。F君是在大公司工作的上班族，為了準備留學而來找我做諮詢。我請他把一週的預定行程整理出來後，他驚訝得不得了，因為他發現，自己可以自由使用的時間比想像中得少很多。

如果想要達成考上歐洲大學MBA的目標，就必須減少加班時數。不只如此，他為了保留更多的時間給自己，費盡了心思，像是只參加重要度高的聚餐，而且只去第一攤等等，訂定明確的基準，避免浪費寶貴的個人時間。

意識到時間管理的重要性之後，不僅把早起設為最優先事項，回家後也繼續念書。**他的做法是先確認未來一週的預定行程，然後強制性地保留時間給自己。他發現時間這個東西只要想辦法用力擠，再忙也能擠得出空的時段。**F君精打細算、很努力為自己確保珍貴的讀書時間，他的付出是值得的，最後成功取得了歐洲知名大學的MBA學位。

行事曆上通常是寫預先排好的工作，或是與別人的約定，但是寫上與自己的約定也很重要。

請你回顧一週的行程預定，思考一下怎麼做才能增加自己的時間。

一旦預留了時間要履行與自己的約定，就不要輕易放棄，請頑強地堅持到底。這是為自己創造個人時間的最佳方式。

9 每天花五分鐘回顧自己的一天

回顧自己的一天，會有很多發現

你有安排時間回顧自己的一天嗎？

我在劍橋大學就學期間，學校老師總是耳提面命地宣導，要定時審視自己。上課內容和閱讀過的文獻千萬不能放著不管，一定要回顧。

仔細想想，我在準備大學考試和留學考試時，都會做學習日誌。記錄學習狀況，也就是做進度管理，是提高自我效能的方法之一，這個方法是我念心理學時學到的東西。

現代人總是有忙不完的事。假如未能養成定期審視自我的習慣，很容易隨波逐流、渾渾噩噩過日子。如果你希望有優質的學習或工作效率，充實度過每一天，那麼就算一天五分鐘也好，請保留一點時間來審視一下自己。

在我經營的英文補習班，我也總是不厭其煩反覆地建議大家要做學習日誌。當時有個大學生N君為了出國留學，非常認真地準備考試。但有一陣子，他的成績進步緩慢，幾乎喪失了自信。隨著考試時間越來越近，進度停滯不前的現狀成了心頭重擔，讓他的心情非常低落。

因此，我建議N君回顧過去的學習日誌。N君本來就有記錄學習狀況的習慣，聽了我的建議後，他便馬上把過去的記錄全部回頭翻過一遍。

人的成長並非是一直線，而是有高有低，歷經各種事情後逐漸成長。

N君閱讀了學習日記後，發現過去的自己也在各種階段遇到了挫折。但就算遇到挫折，每次他做的事都一樣，一步一腳印地努力、然後不斷成長，最後成功克服困難，而成就了現在的自己。觀察出這點後，讓他安心了不少，因為他覺得這次他應該也能像過去一樣戰勝挑戰。

在那之後，N君的成績突飛猛進，實現了出國留學的美夢，現在在國際組織工作。寫工作日誌依舊是他每天不可或缺的功課。N君的例子讓我再次深刻理解到，記錄自己行為這個小小的習慣，竟然可以帶來這麼大的效果。

人的記憶是很曖昧模糊的東西，但記錄不會騙人。

把一天發生的事情和感受記錄起來，能夠從客觀的角度審視自己。

我從準備大學考試的時候開始，就養成了做「DCAP」寫簡單日記的習慣。

大家應該都聽過PDCA，而DCAP則是回顧今天發生的事情，按時間順序寫出來。

「（Do）我做了什麼，發生了什麼事？」

「（Check）那件事後來怎麼樣了？」

「（Action）該怎麼做才能改善呢？」

「（Plan）下一步要該怎麼做？」

像這樣檢視事情的經過，便能快速且簡單地回顧一天發生的事情，歸納出自己的想法。

養成每天寫日記、睡前自我審視的習慣，可以正確且及早抓出理想與現實之間的差距。希望你也能為自己保留點時間，每天寫下幾句心情點滴和日常記事，藉此客觀地檢視自己。

相信這個寫日記的小小舉動，對於整理思緒可以提供很大的幫助，親身執行一段時間後，你將會感到整個人不可思議地變得神清氣爽，而且舒暢無比。

人生起起伏伏，有好日子，也有不太愉快的日子，寫寫日記，平實地記錄自己的日常，可以作為穩定心性的機制，是值得堅持的好習慣，很推薦大家嘗試看看。

後記

享受早起人生的美好

早晨變了，一天也會跟著有所變化。生活遇到瓶頸的人，不妨改變作息，體驗早起的美好，一定能感受到人生風景有截然不同的變化。

本書希望幫助想提升自我的人、想成長更多的人，以及想改變現狀的人，書中不藏私地詳盡介紹了養成早起習慣的方法。

早起，對大家來說只不過是個開始。

「凡事都必須知識加上親身體驗，才有辦法『學會』。」這是京瓷的創辦人稻盛和夫的名言。就跟學騎腳踏車一樣，光知道騎腳踏車的方法，也騎不了腳踏車。

歡迎你從有興趣、感覺可行的早起技巧開始嘗試看看。然後再依據自身狀況自由地增減修改，建立起專屬於你的早起習慣。

最重要的是，不要強迫自己早起，而是愉悅地享受早晨時光。

你也可以從「做什麼事情，可以讓我度過快樂的早晨時光」開始思考。習慣早起後，你就會覺得一天的時間變多了。

早起，會讓你的生活不再被時間追著跑，日子過得游刃有餘。有了時間，內心便多了餘裕，日常生活中挑戰新事物的機會越來越多。

新的一小步，是改變人生的一大步。

假如本書能幫助你建立起早起的規律生活，讓每一天都過得比過去更快樂美好，是我最高的榮幸。

此外，看完本書後，歡迎上Instagram或社群平台X（舊稱推特）標記「#改變人生的早起習慣養成」或「#塚本亮」，並分享心得，期待看到大家的貼文。希望早起習慣的美妙能傳播給更多人知道，讓更多人體驗到充實又自在的晨間時光。

感謝各位陪我到最後，謝謝！

塚本亮

改變人生的早起習慣養成

頭が冴える！毎日が充実する！スゴい早起き

作　　者　塚本亮
譯　　者　謝敏怡
主　　編　林玟萱

總 編 輯　李映慧
執 行 長　陳旭華（steve@bookrep.com.tw）

出　　版　大牌出版 / 遠足文化事業股份有限公司
發　　行　遠足文化事業股份有限公司（讀書共和國出版集團）
地　　址　23141 新北市新店區民權路 108-2 號 9 樓
電　　話　+886-2-2218-1417
郵撥帳號　19504465 遠足文化事業股份有限公司

封面設計　張天薪
排　　版　新鑫電腦排版工作室
印　　製　中原造像股份有限公司
法律顧問　華洋法律事務所　蘇文生律師

定　　價　380 元
初　　版　2024 年 05 月

電子書 E-ISBN
9786267378953（EPUB）
9786267378946（PDF）

國家圖書館出版品預行編目資料

改變人生的早起習慣養成 / 塚本亮 著 ; 謝敏怡 譯 . -- 初版 . -- 新北市 :
大牌出版 , 遠足文化發行 , 2024.05
192 面 ; 14.8×21 公分
譯自 : 頭が冴える！毎日が充実する！スゴい早起き
ISBN 978-626-7378-96-0（平裝）
1. 睡眠　2. 健康法

411.77　113005473